MISAYO KAWASHIMA MEINDL
ANNA CAVELIUS

UNTER MITARBEIT VON DANIELA WEISE

SCHLANK
WIE EIN
BUDDHA

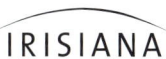
IRISIANA

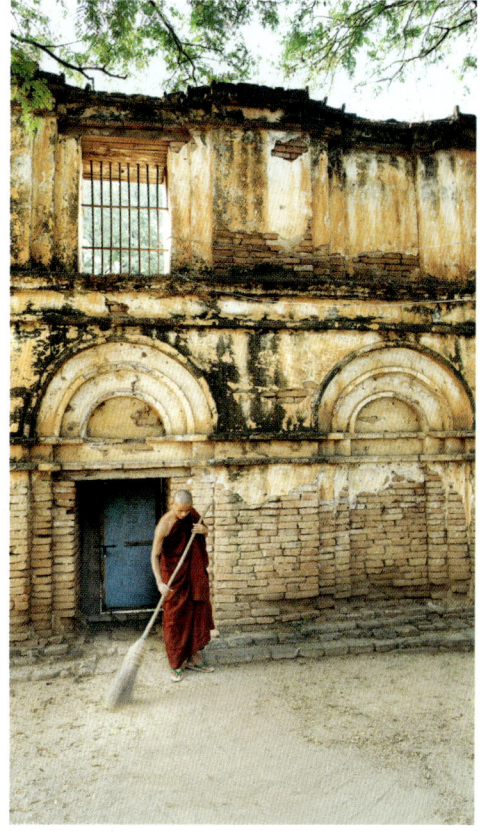

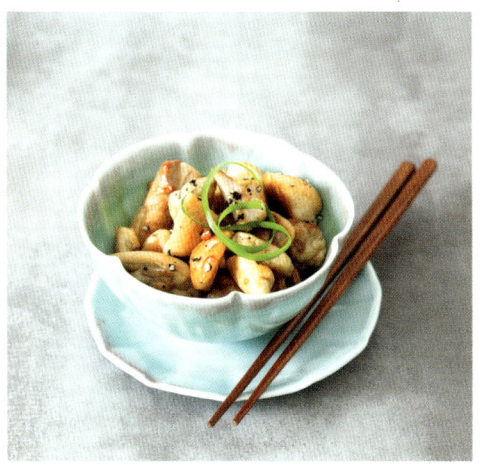

Von Buddha lernen, ins Gleich-Gewicht zu kommen

Der buddhistische Weg der Achtsamkeit als Methode zu einem schlanken Körper? Wie soll das gehen? Die Pfunde zu viel an Bauch, Beinen und Po entstehen doch, weil man zu viel und dann auch oft noch das Falsche gegessen hat. Das Einzige, was da hilft, ist eine Diät, Kaloriensparen, Sport machen und natürlich viel Disziplin. Der harte Weg eben.
Nun, Sie wissen wahrscheinlich, dass das nicht auf Dauer hilft. Vielleicht haben Sie eine dieser Maßnahmen oder alle zusammen auch schon ausprobiert und danach nur festgestellt: Die abgesparten Fettpolster waren im Nullkommanix wieder auf den Hüften und oft haben sich noch ein paar mehr als zuvor dazugesellt. Dabei hat man doch nichts anderes getan, als nach den Hungertagen zu seinen alten Essgewohnheiten zurückzukehren …

Genau darin allerdings liegt das Problem. Denn es sind Essens- und Verhaltensmuster, die uns unsere Mitte und unsere gute Figur verlieren lassen. Diese Muster sind tief in unserem Unterbewusstsein verankert, lassen sich aber umprogrammieren – durch die Weisheit des Buddhismus, durch Achtsamkeit. Denn der Weg des Buddha besteht darin, sich von überflüssigem Gewicht zu trennen – körperlich ebenso wie geistig-seelisch.

Zeitlose buddhistische Lebensweisheit und Achtsamkeit können uns wieder zu uns führen und über den Weg ins Innere auch das Äußere harmonisieren.

Tatsächlich ist das achtsame Leben der Königsweg zu einem besseren Körpergefühl und letztlich auch zum Wohlfühlgewicht. In diesem Buch geben wir Ihnen eine kleine Einführung in das Thema Achtsamkeit, erläutern, was sie bedeutet und wie sie Ihr Leben ab sofort um vieles, was Ihnen bisher vielleicht gefehlt hat, bereichern kann. Wir werfen einen Blick auf die Ursachen unseres Unwohlseins und untersuchen, warum es so leicht ist, zuzunehmen.

Mithilfe von einfachen, aber enorm wirkungsvollen Achtsamkeitsübungen und leichten, köstlichen Gerichten können Sie …

- Ihr Essverhalten verändern,
- dreimal am Tag Ihr Essen genießen,
- Heißhunger auf Dickmacher vergessen,
- wieder mit sich ins Reine kommen,
- den Kampf gegen überflüssige Kilos und um das (Ideal-) Gewicht in Frieden beenden,
- alte, ungünstige Gewohnheiten loslassen,
- lernen, auf Ihre natürlichen und „wahren" inneren Bedürfnisse zu achten,
- den Weg aus dem Teufelskreis von Diäten herausfinden,
- Überflüssiges loslassen und
- sich in Ihrem Körper und Herzen wieder wohlfühlen.

Alle Rezepte in diesem Buch haben ihren Ursprung in der japanischen Küche, die als eine der gesündesten und fettärmsten der Welt gilt. Aber auch die großen Küchen anderer asiatischer Länder fließen mit ein. Darüber hinaus setzen die Rezepte auf den natürlichen Geschmack frischer Zutaten, auf beste Qualität – und auf Achtsamkeit bei der Zubereitung und beim anschließenden Genuss. Alle Rezepte sind für die Alltagsküche geeignet, rasch zubereitet und viele lassen sich gut mitnehmen.

Wir wünschen Ihnen viel Freude mit diesem Buch und auf Ihrem Weg zum achtsamen Essen und mehr Leichtigkeit in Ihrem Leben!

Misayo & Anna

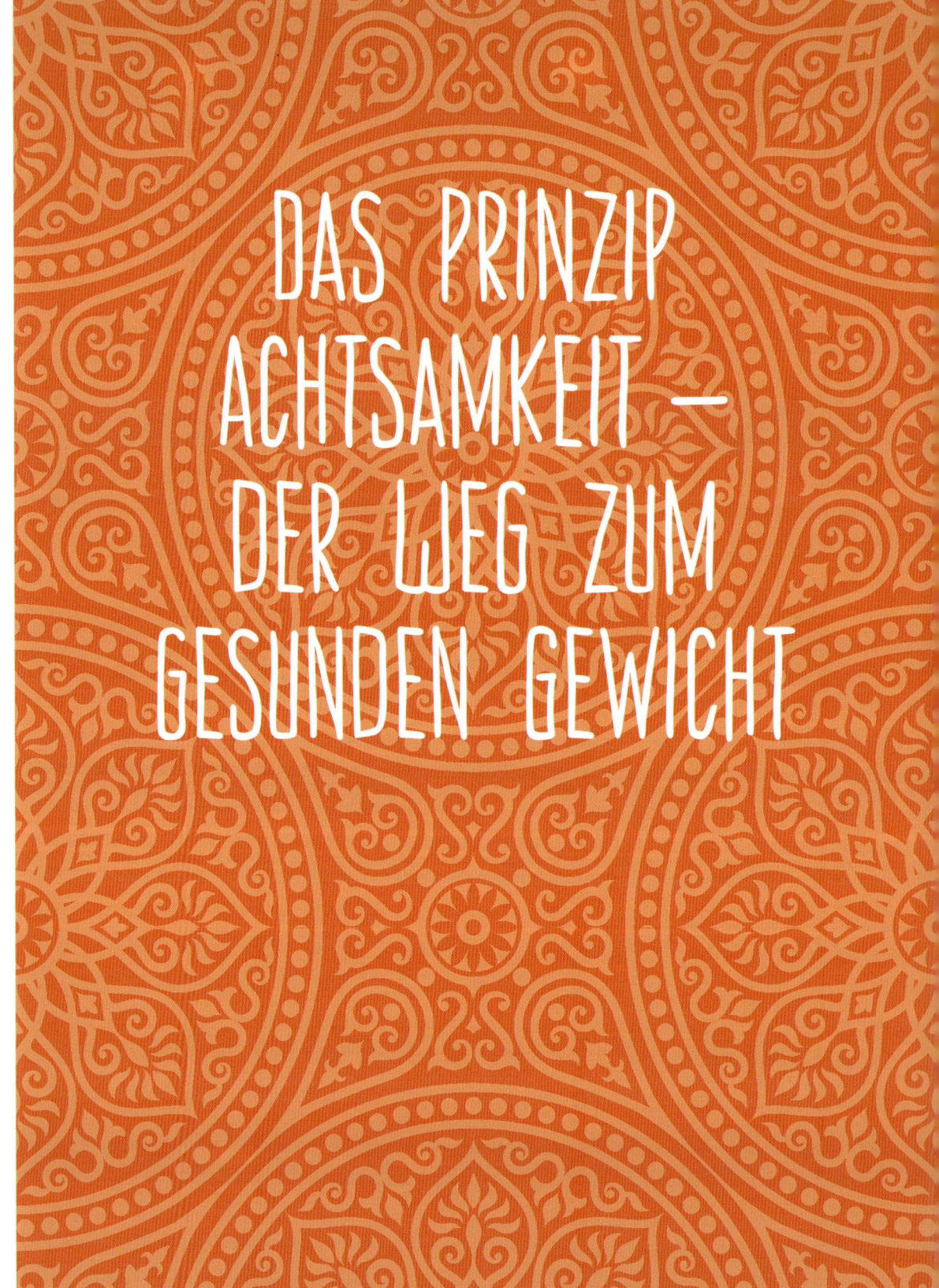

DAS PRINZIP ACHTSAMKEIT –
DER WEG ZUM GESUNDEN GEWICHT

Ließen wir beim Essen stets Achtsamkeit walten, bräuchten wir wahrscheinlich gar keine Diäten mehr.

Achtsam zu essen folgt einigen simplen Prinzipien:

- sich Zeit lassen
- langsam und bewusst kauen
- unabgelenkt mit allen Sinnen beim Essen sein
- aufmerksam den Geschmack erspüren

Würden wir jede Mahlzeit auf diese Weise einnehmen, würden wir nicht nur merken, was uns schmeckt, sondern auch, was uns bekommt. Wir könnten weniger essen und wären danach zwar gesättigt, hätten uns aber nicht überessen. Wir würden uns wohlfühlen.

Keine Diät

An dieser Stelle sei eines vorweggenommen: Dieses Buch ist kein Diät-Buch. Sie werden darin kein klassisches Abnehm-Programm finden, zu dem in der einen oder anderen Form fast jeder greift, der mit seinem Gewicht nicht glücklich ist. Zum einen deshalb, weil es auf den folgenden Seiten sehr viel darum gehen wird, sich wieder mit sich selbst anzufreunden, indem Sie Ihrem Körper, Ihrer Seele und nicht zuletzt Ihrem Gewicht mehr liebevolle Aufmerksamkeit schenken. Zum anderen, weil Diäten oder Abnehmprogramme, die auf Askese setzen und bei denen man sich die überflüssigen Pfunde regelrecht vom Munde abspart, nie langfristig erfolgreich sind. Auch wenn Buddha selbst – der „Vater" der Achtsamkeit – zeitweise sehr asketisch lebte, so war es ihm doch wichtig festzustellen, dass ständiges Fasten zu einer Abhängigkeit führt und nicht zu einem maßvollen Lebensstil, der von Liebe und Achtsamkeit zu sich selbst wie auch zu allem um uns herum geprägt ist. Ein grundlegendes Problem der meisten Diäten aus wissenschaftlicher Sicht ist, dass dabei alle Menschen über einen Kamm geschoren und die individuellen Lebensumstände des Einzelnen nicht in Betracht gezogen werden. Das liegt natürlich in der Natur der Sache eines standardisierten Diät-Programms. Fakt aber ist, dass ein solches Programm Tag für Tag gelebt werden muss, um nachhaltig wirksam zu sein. Und genau das fällt vielen schwer, da ihre seelisch-geistigen Bedürfnisse dabei nicht berücksichtigt werden. Jeder, der mit seinem Gewicht nicht zufrieden ist, hat seine persönlichen Gründe und Hungerszenarien, die dazu führen und geführt haben, dass er mit der Zeit immer mehr Gewicht mit sich herumschleppt. Immer jedoch, das darf man mit Gewissheit sagen, ist bei einem Zuviel an Gewicht das eigene Selbst aus dem Blick geraten. Die Achtsamkeit für uns selbst und auch für die Welt, in der wir leben, ist vielleicht gar nicht erst entstanden, weil wir sie aufgrund früher Kindheitsmuster nie erlernt haben. Oder sie ist uns im Laufe der Jahre abhandengekommen, weil uns „das Leben selbst" durch Stress oder auch durch Langeweile abhandengekommen ist. Auf die genaueren Ursachen werden wir ab Seite 41 eingehen.

Warum Diäten immer scheitern

Warum also ist der Weg dahin, so schlank zu sein wie Buddha, keine Diät? Wie kann das gehen – ohne ein Programm, das mir sagt, was ich wann essen soll? Und: In diesem Buch gibt es doch auch jede Menge Rezepte (ab Seite 101), also gibt es doch ein Programm, das mir sagt, was ich essen soll? Eben nicht.

Es ist einfach erklärt: Bei den meisten Kurzzeit-Abnehmprogrammen nimmt man in der Regel viel weniger Kalorien zu sich, als man tatsächlich verbraucht. Der Körper verbrennt dann durch normale Tagesaktivitäten die Kohlenhydrate (Glukose) und Fette aus der Nahrung und macht sich auch ein wenig über das Speicherfett am Bauch her. Das wiederum zeigt sich an einem geringeren Ausschlag auf der Waage. Betreibt man dazu noch regelmäßig schweißtreibenden Sport, wie es zumeist empfohlen wird, wird die Fettverbrennung angekurbelt. Wer diese kalorienreduzierte Kost im vorgeschriebenen Rahmen durchhält, nimmt tatsächlich ab; dabei ist es ganz egal, ob man sich für die Glyx-, Brigitte- oder South-Beach-Diät entschieden hat. So weit so gut. Das Problem: Sobald die Diättage vorbei sind, geht der Zeiger auf der Waage bei 95 Prozent der ehemaligen Asketen wieder nach oben.

BLOCKIERENDE MUSTER
ACHTSAM AUFLÖSEN

Viele Menschen mit Diäterfahrung geben irgendwann auf und sagen dann voller Überzeugung: „Ich schaffe es ja doch nicht" – bei vielen von ihnen entsteht einer dieser Sätze, die sich tief im (Selbst-)Bewusstsein verankern: „Dann soll es eben so sein … ich bin in diesem Leben nicht dazu bestimmt, schlank zu sein und mich zu mögen." Oder so ähnlich.

Einer der wichtigsten ersten Schritte ist, sich darüber klar zu werden, dass Selbstliebe nichts mit der Körperform zu tun hat. Außerdem macht einen Dicksein nicht per se zu einem weniger liebenswerten Menschen – auch wenn manche das so empfinden mögen. Mit den Achtsamkeitsübungen ab Seite 68 lernen Sie, aus diesen Bewertungen auszusteigen und so nehmen Sie ganz automatisch wieder eine wohlwollende Haltung sich selbst gegenüber ein. Dass pure Willenskraft nicht ausreicht, um eine Veränderung in Ihrem Selbstbild einzuleiten, haben Sie wahrscheinlich schon festgestellt. Dazu ist es notwendig, tiefer zu gehen und sich selbst zu betrachten. Und das können Sie in der achtsamen Zen-Meditation. In der Versenkung erfolgt die Verbindung des Körpers mit dem höheren Bewusstsein und tiefliegenden seelischen Ressourcen. Denn in jedem von uns ruht ein riesiger Wissens- und Energiespeicher, der uns dabei helfen kann, endlich all die Muster hinter uns zu lassen, die uns seit jeher davon abgehalten haben, unser Wunschgewicht zu erreichen und zu halten.

Eines der wichtigsten Dinge ist es, durch achtsames Üben (und dazu gehört auch das achtsame Zubereiten und Genießen des Essens!) eine Wiederverbindung mit dieser Quelle zu erlangen, sodass eine Art Autopilot entsteht, der nur noch eines möchte: das Erlangen des persönlichen Wunschgewichts. Wiederverbindung bedeutet hier, dass Sie blockierte Energien in Ihnen wieder zum Fließen bringen, sodass Sie alte blockierende und sabotierende Muster endlich loslassen können.

Das hängt mit unserem biologischen Programm zusammen: Unser Körper kennt eine ganze Reihe von Maßnahmen, um sein Ausgangsgewicht erfolgreich zu verteidigen. Das ist unseren Genen gezollt, die uns zu Überlebenskünstlern machen. So verfügt unser Körper über enorme Speicherkapazitäten. Doch was passiert nun nach einer Diät, nach der der Organismus einiges von seinen wertvollen Reserven losgelassen hat? Zum einen sinkt durch die kalorienreduzierte Kost die Wärmemenge, die nach jeder Mahlzeit freigesetzt wird und zur Fettverbrennung beiträgt. Das merkt man an kalten Füßen und Händen, Kopfschmerzen und oft auch an schlechter Laune. Denn es macht nun mal keine Freude, auf Sparflamme zu laufen. Zudem sinkt der sogenannte Grundumsatz, also unser Kalorien- und Energieverbrauch für alle Basisfunktionen im Körper und die Grundversorgung der Orga-

ne. Gerade beim Abnehmen ist er das sprichwörtliche Zünglein an der Waage. Immerhin beläuft sich der Grundumsatz auf 70 bis 80 Prozent unseres gesamten Energieumsatzes.

Schließlich passt sich unser Körper, der schon seit Urzeiten darauf angelegt ist, so sparsam wie möglich zu arbeiten, an das Energiedefizit an. Hat man dann nach ein paar Tagen tatsächlich Gewicht verloren, ist weniger Körpermasse vorhanden, die versorgt werden muss. Die Folge: Der Grundumsatz sinkt weiter, unser Stoffwechsel arbeitet langsamer. Man nimmt schon zu, wenn man Essen nur „ansieht".

Die Liebe zu sich selbst und zum eigenen Körper sollte nicht abhängen von Äußerlichkeiten wie Konfektionsgröße oder Taillenumfang.

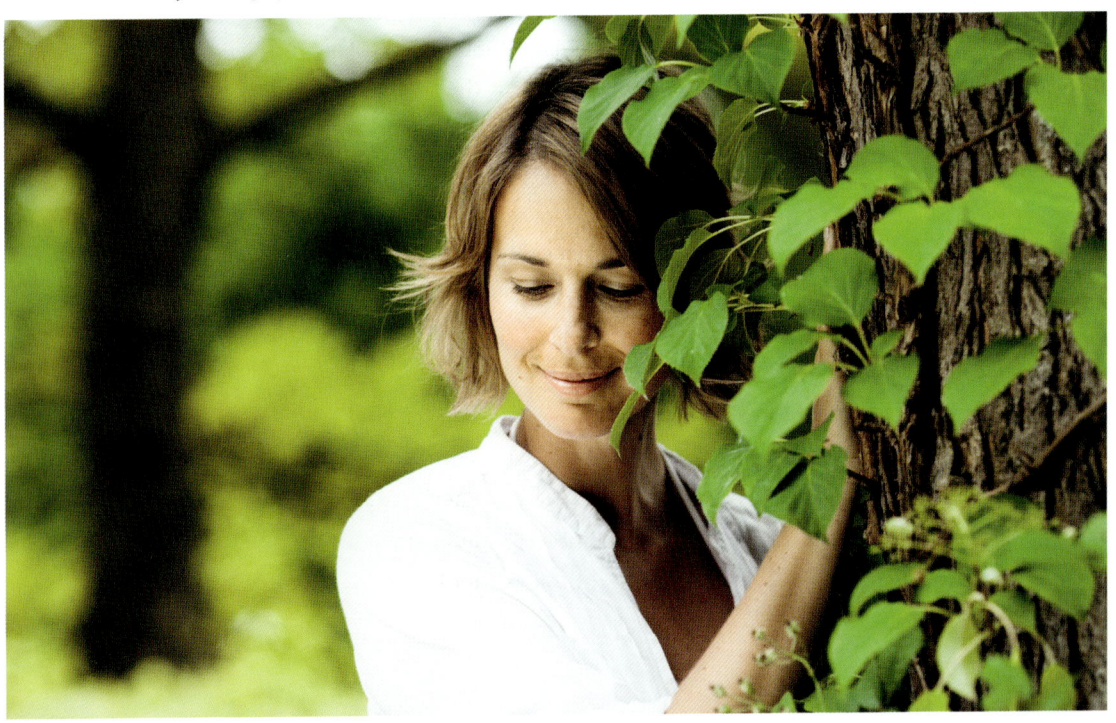

Nach einer Diät werden außerdem in aller Regel wieder die alten Lebensgewohnheiten zum Standard. Nur bei den wenigsten hat die Diät auch einen anhaltenden Lerneffekt bewirkt – nämlich ungünstige Ernährungsmuster aufzudecken und folglich automatisch zu einem Essen zu greifen, das guttut und nicht dick macht. Schließlich sind die meisten Diäten für einen viel zu kurzen Zeitraum ausgelegt („zehn Kilo in vier Wochen"), sie sind standardisiert und nicht auf individuelle Bedürfnisse ausgerichtet und setzen außerdem zumeist einen gehörigen Masochismus und eine extreme Disziplin voraus.

Das andere Problem der meisten Diäten ist ihr asketischer Zug, der mit vielen Verboten verknüpft ist, und damit ihre Genussfeindlichkeit und die Voraussetzung, dass man sich in seiner dicken Form zutiefst ablehnt und endlich etwas daran ändern „muss". Dabei sind wir einfach so gestrickt, dass wir Wünsche und Bedürfnisse (auch) über den Appetit ausdrücken. Wenn man traurig ist oder gelangweilt, wenn einen die Kinder stressen oder ein Brief vom Finanzamt kommt, dann können ein Stück Schokolade oder auch zwei oder drei Stücke Wunder wirken. Ein anderes Szenario, das viele kennen: Wir kommen abends von der Arbeit heim, der Tag war stressig. Keine Lust zum Kochen, also schieben wir eine Tiefkühlpizza in den Ofen. Die essen wir dann vielleicht vor dem Fernseher, dazu gönnen wir uns noch ein, zwei Gläser Wein, danach noch ein Paar Nüsschen oder Chips.

Neuanfang

Wir merken uns die Wirkung von Nahrung – ob sie uns zufrieden und glücklich macht und ob wir uns sicher und geborgen fühlen – und koppeln diese Erfahrung an den Geschmack. Das ist schon bei kleinen Kindern so, die mit Essen getröstet werden, damit sie nicht mehr weinen, oder bei Schulkindern, die in den Pausen süße Softdrinks trinken, die sie künftig mit Angenehmem verbinden. Haben wir mit Essen einmal erfreuliche Erfahrungen gemacht, verlangt unser Körper ganz automatisch immer wieder danach. Freude am Essen und ein gesundes Leben scheinen dabei auf den ersten Blick gegensätzlich: was Spaß macht (süß oder salzig und fett), ist verboten, ungesund oder macht dick. Was gesund ist, schmeckt dafür (zunächst mal) nicht so gut und sorgt für schlechte Laune. Kopf und Bauch stehen sich hier offenkundig im Weg. Denn die

Vernunft befiehlt dem Bauch Verzicht, und das in einer Welt des Überflusses, in der wir an jeder Straßenecke etwas kaufen können, um es uns in den Mund zu schieben. So plagt uns bei jeder Bratwurst, jedem Stückchen Schokolade und jedem Glas Wein das schlechte Gewissen. Hat man dann einmal seinen Schwur gebrochen, jetzt endlich der Figur zuliebe zu verzichten, brechen meist alle Dämme und es wird richtig zugeschlagen. Nach dem Motto: „Jetzt ist es auch schon egal." Doch wie entkommt man diesem Dilemma aus Unglücklichsein mit seiner Figur und der offenkundigen Unfähigkeit, Überflüssiges loszulassen? Eigentlich ganz einfach: mit dem Anfängergeist des Zen-Buddhismus. Dieser Anfängergeist kann einen jeden von uns lehren, sich immer wieder die Chance zu geben, heute – jetzt – neu anzufangen. Mit liebevoller Disziplin geht es immer wieder darum, aufs Neue zu beginnen. Wichtig ist natürlich, dabei nicht in eine gedankenlose Routine zu verfallen, aber auch nicht aufzugeben. Mehr zum Anfängergeist erfahren Sie auf Seite 19.

Aus dieser Haltung und mit Langmut entsteht Glaube. Glaube an den Weg, den Sie gehen. Zen ist keine abgehobene Lehre oder Philosophie, auch wenn es oft so vermittelt wird. Zen ist gelebter Alltag, und das lernen die Kinder in Japan von klein auf. Grundsätzlich hat jeder von uns das Zeug dazu, gesund zu leben. Indem wir einfach lernen, uns (wieder) uns selbst zuzuwenden, (wieder) auf unseren Körper zu vertrauen und uns auf unseren Appetit und unsere Freude an innerer und äußerer Bewegung zu verlassen. Und das gelingt nur über unser Gefühl und den Weg in den Moment, ins Hier und Jetzt. Hier wiederum hilft die Achtsamkeit und diese kann man üben, wie Sie sehen werden. Zunächst gilt es jedoch, einen Blick auf alte Muster zu werfen, die in der Vergangenheit dazu geführt haben, dass Sie sich heute nicht mehr wohl mit Ihrer Figur fühlen und nicht mehr in Ihrer Kraft sind. Dabei hilft der Fragebogen zur individuellen Ernährungs- und Lebensstilbiografie.

MEINE ERNÄHRUNGS-
UND LEBENSSTILBIOGRAFIE

Nehmen Sie sich etwas Zeit und befassen Sie sich mit den folgenden Fragen. Hilfreich ist es, wenn Sie die Antworten notieren, um sie bei Bedarf nachlesen zu können. Der Fragebogen wird Ihnen helfen, sich klar zu werden über Befindlichkeiten und Gefühle, über Antriebe und Blockaden, über die Bereiche in Ihrem Ich, die das Bedürfnis nach einer verstärkten Achtsamkeit haben. Gehen Sie mit folgender Haltung an die Fragen heran: „Ich bin okay. Ich bin vielleicht nicht perfekt. Aber ich bin gut so wie ich bin." Nehmen Sie sich an. Sie haben jeden Tag eine Chance, etwas Neues zu beginnen. Mit jeder Antwort erwacht Stück für Stück ein neues, gereiftes Bewusstsein in Ihnen. Mithilfe dieses Bewusstseins können Sie sich aus überholten Handlungs- und Bewertungsmustern befreien. Sie können in die Tiefe gehen, die Antworten als Anker sehen, wo Sie ansetzen können, um auch Dinge zu ändern, von denen Sie vielleicht geglaubt haben, dass sie nicht zu ändern sind. Und anderes lassen Sie so wie es ist. Gehen Sie mit Achtsamkeit an alles heran, was Sie fühlen und tun. Jeder Tag ist eine neue Chance, und wenn irgendetwas gestern

nicht geklappt hat, versuchen Sie es eben heute wieder.

Wählen Sie aus den folgenden Bereichen erst einmal eine Rubrik oder auch nur eine oder zwei Fragen aus, die Sie heute für sich beantworten möchten. Ganz nach dem Motto: Zen-Geist ist Anfängergeist. Die Fragen sind in folgende Bereiche unterteilt:

*• Ihre **Körper-, Ernährungs- und Bewegungs-Biografie:** Was sind die Wurzeln Ihres heutigen Lebensstils?*

*• Ihr **Selbstbild und Fremdbild:** Mithilfe dieser Fragen können Sie klären, wie andere Sie sehen und wie Sie gerne aussehen und sein möchten.*

*• Ihre **Selbstfürsorge:** Mit der Beantwortung dieser Fragen können Sie feststellen, wie viel Sie sich selbst wert sind und wie und in welchem Maße Sie auf sich achten.*

*• **Genuss und Entspannung:** Hier finden Sie heraus, was Ihnen Genuss verschafft und wie Sie sich am besten entspannen.*

*• **Änderung des Lebensstils:** Fragen hierzu sollen Sie zu ersten Überlegungen für eine Neuorientierung anregen und Ihnen helfen zu klären, wie Sie sich am besten motivieren.*

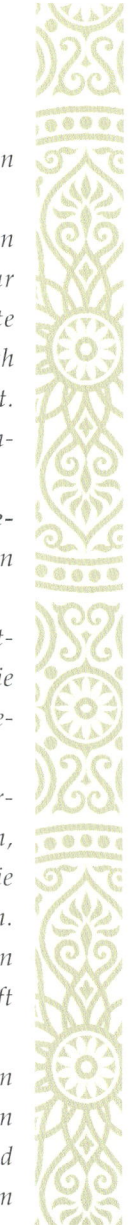

KÖRPER-, ERNÄHRUNGS- UND BEWEGUNGSBIOGRAFIE

• Wie war Ihr Körperbewusstsein in Ihrer Kindheit und Jugend ausgeprägt?

• Welche Rolle spielten Körperpflege und körperliche Schönheit zu jener Zeit?

• Wurden Sie für Ihr Aussehen geliebt oder gelobt?

• Welche Rolle spielte die Ernährung, das tägliche Essen und Trinken in Ihrer Kindheit und Jugend?

• Welchen Stellenwert hat Ernährung heute in Ihrem Leben/Ihrer Partnerschaft/Ihrer Familie?

• Wie fühlen Sie sich, wenn Sie essen?

• Und wie fühlen Sie sich, wenn Sie zu viel essen?

• Welche Rolle spielten Bewegung und auch Sport in Ihrer Kindheit und Jugend?

• Welche Rolle spielen Bewegung und Sport in Ihrem Alltag heute?

• Wie fühlen Sie sich, wenn Sie sich körperlich verausgaben?

• Gab es eine Zeit, in der Sie sich richtig wohlgefühlt haben in Ihrem Körper? Wenn ja, wann und unter welchen Umständen?

WIE SEHE ICH MICH?
WIE SEHEN MICH DIE ANDEREN?

• Mögen Sie sich in Ihrem jetzigen körperlichen Zustand?

• In welchem körperlichen Zustand finden Sie sich in Ordnung und durch und durch liebenswert?

• Was mögen andere an Ihrem Körper, was nicht?

• Welche Auswirkungen hat Ihre derzeitige Verfassung (glücklich/unglücklich, positiv/negativ) auf Ihr nahes Umfeld, also die Partnerschaft, Familie und Freunde?

• Welche Vorbilder haben Sie? Wie möchten Sie gerne aussehen?

• Welche Vorstellungen lassen sich für Sie umsetzen? Was ist realistisch?

• Was möchten Sie für sich erreichen und warum?

WIE GUT ACHTE ICH AUF MICH?

• Wodurch fühlen Sie sich wertvoll?

• Was ist Ihnen wichtig im Leben?

• In welche der genannten Aspekte investieren Sie viel Zeit und Energie?

• Welche Bedürfnisse nach Schlaf, gesunder Nahrung, Natur, Bewegung, Sexualität, Gesundheit, seelischem Gleichgewicht, Besinnungszeiten kommen Ihrer Meinung nach zu kurz?

• Wer hat etwas davon, wenn Sie zu wenig für sich selbst sorgen?

• Wie fühlen Sie sich mit Ihrem derzeitigen Ess- und Bewegungsverhalten?

• Welche Ängste in Bezug auf Ihre Gesundheit haben Sie?

• *Sind Sie besorgt über die möglichen Folgen von Übergewicht? Schreiben Sie auf, was Ihnen Sorgen bereitet und wie Sie sich dabei fühlen.*

• *Wie viel Zeit haben Sie pro Woche für gesundheitsfördernde Aktivitäten (Spaziergänge, Meditation, Atemübungen, aber auch Sport) reserviert?*

• *Wie viel Zeit widmen Sie täglich Ihrem Körper (Pflege, Sport, Massage etc.)?*

• *Wie viel Zeit widmen Sie Ihrem Körper pro Woche?*

• *Genießen Sie Ihre Körperpflegeeinheiten oder geschehen sie eher automatisch?*

• *Wie wichtig ist Ihnen Ihre Gesundheit?*

• *Welche Vorsorge treffen Sie (Gesundheits-Check-up, Entspannungstechniken, Ausleben von Kreativität, Körperpflege, Aufenthalte in der Natur)?*

• *Wie entspannen Sie sich nach einem anstrengenden Tag?*

GENUSS UND ENTSPANNUNG

• *Wie wichtig ist Ihnen Genuss im Leben?*

• *Was verschafft Ihnen Genuss?*

• *Was essen/trinken Sie am liebsten?*

• *Nennen Sie drei Ihrer Lieblingsgerichte.*

• *Welche geschmacklichen Vorlieben haben Sie?*

• *Welche Art von Entspannung tut Ihnen gut (Schlafen, Joggen, Walken, Schwimmen, Entspannungstechniken, Sex etc.)?*

Welche Bewegungsarten/Sportarten liegen Ihnen am meisten? Was können Sie sich für sich vorstellen? Was könnte Ihnen Spaß machen?

DAS LEBEN ÄNDERN

• *Wenn Sie Ihren Lebensstil umstellen, also achtsamer und gesünder essen, sich mehr bewegen, sich gezielt entspannen und mehr auf Ihre Bedürfnisse achten, welche der neuen Verhaltensweisen machen Ihr Leben leichter?*

• *Welche der neuen Verhaltensweisen belastet Sie eher und verursacht Ihnen Unbehagen? Versuchen Sie Ihre Antworten zu begründen.*

• *Wenn Sie Ihren Lebensstil hinsichtlich Ihres Essverhaltens umstellen: Welche Auswirkungen auf Ihren Alltag hat das? Welche Vor- und Nachteile entstehen Ihnen daraus?*

• *Wenn Sie die Vor- und Nachteile eines neuen Lebensstils gegeneinander abwägen, welche Änderungen sind mit Ihrem Alltag wirklich vereinbar? Welche könnten Sie überfordern?*

• *Stellen Sie sich vor, Sie meditieren regelmäßig, üben Qi Gong, gehen jeden Tag spazieren und essen gesund, ohne dass Ihnen dabei etwas fehlt. Wie geht es Ihnen damit? Wie sehen Sie aus, wenn Sie dann in den Spiegel schauen?*

Was genau ist eigentlich Achtsamkeit?

Achtsamkeit ist eine Haltung, die in allen möglichen Bereichen des Lebens zum Tragen kommt. Die Übung der Achtsamkeit bedeutet im Grunde nichts anderes, als in jedem Augenblick gegenwärtig zu sein. Ganz hier und ganz jetzt. Nicht mehr und nicht weniger.

Was sich vielleicht zunächst belanglos anhört, erschließt sich erst über die Erfahrung des Gegenteils, die so vielen Menschen heute leider weitaus vertrauter ist. Ein Beispiel aus dem Alltag: Sie gehen morgens zur Arbeit und Ihnen schwirrt alles Mögliche durch den Kopf: was Sie später auf dem Nachhauseweg noch besorgen müssen. Ob Sie den Einkauf überhaupt vor Ladenschluss schaffen. Wie Sie den Abend gestalten könnten. Ob Ihr Kind für die morgige Schulaufgabe genügend gelernt hat. Ob das belastende Problem im Büro endlich gelöst werden kann. Ob Sie die viele Arbeit überhaupt bewältigen können …

Nur an dem Ort, an dem Sie sich zum jetzigen Zeitpunkt tatsächlich befinden, sind Sie mit Ihren Gedanken bestimmt nicht. Vielleicht rempeln Sie ohne Absicht einen anderen Menschen an, der ebenso zerstreut ist. Dass Ihnen gerade jemand zulächelt, nehmen Sie nicht wahr. Die schöne, liebevoll gestaltete Hausfassade, an der Sie immer wieder vorübergehen, ist Ihnen noch gar nicht aufgefallen. Und dass Ihre Schritte dadurch nicht schneller werden, dass Sie den Oberkörper in der Eile nach vorne beugen, merken Sie nicht.

Probieren Sie es einfach einmal aus: Setzen Sie achtsam einen Schritt vor den anderen. Erspüren Sie, wie die Fußsohle auf dem Weg abrollt. Atmen Sie hektisch oder flach? Wo sind Sie mit Ihren Gedanken? Nehmen Sie die Menschen wahr, denen Sie begegnen? Wie reagieren Sie auf den Verkehr? Genervt? Verärgert? Stellen Sie es einfach nur fest, ohne zu werten. Bleiben Sie immer ganz im gegenwärtigen Moment. Und wann immer Ihre Gedanken wieder abschweifen, kommen Sie – sobald es Ihnen bewusst wird – ins Hier und Jetzt zurück.

WACHHEIT
LEBEN

Buddha ist ein Bewusstseinszustand der Wachheit, keine Person. In jedem von uns liegt das Herz des Buddha, man muss nur zu ihm erwachen. Auch der historische Buddha ist nur ein Mensch wie wir, der zu seiner wahren Natur erwacht ist.
In der Zeit vor 2550 Jahren sprach man Pali im Königreich des Buddha. Wenn eine Mutter zu jener Zeit ihr Kind morgens weckte, legte sie sanft ihre Hand an seine Schulter und rief ihm zu: „Buddha …, Buddha – wach auf, wach auf." Das ist die wahre Bedeutung von Buddha, dem Erwachten.

Lassen Sie sich nicht entmutigen, wenn es eine Weile dauert, bis Sie merken, dass Sie sich einmal mehr in Ihren Gedanken verloren haben. Je öfter Sie üben, desto schneller werden Sie es feststellen. Und desto längere Phasen der Achtsamkeit werden Ihnen gelingen.
Man muss eigentlich gar nicht mehr darauf hinweisen, dass in unserer modernen Welt alles darauf angelegt ist, uns abzulenken: ständige Erreichbarkeit durch das Handy. Schlagzeilen an Großbildschirmen in Bahnhöfen, die nicht selten reißerisch unsere Aufmerksamkeit auf sich ziehen – und meist doch gar keine Relevanz für unser Leben haben.

Vielleicht tun Sie sich mit der Übung der Achtsamkeit am Anfang leichter an ruhigen Orten. Etwa unter der Woche in einem Park. Oder sehr früh am Morgen in einer kleinen Straße. Schaffen Sie sich Inseln der Achtsamkeit in Ihrem Alltag. Immer wieder und immer öfter.

„Buddha" bedeutet „der Erwachte". Jeder Mensch kann zu einem achtsamen Leben „erwachen".

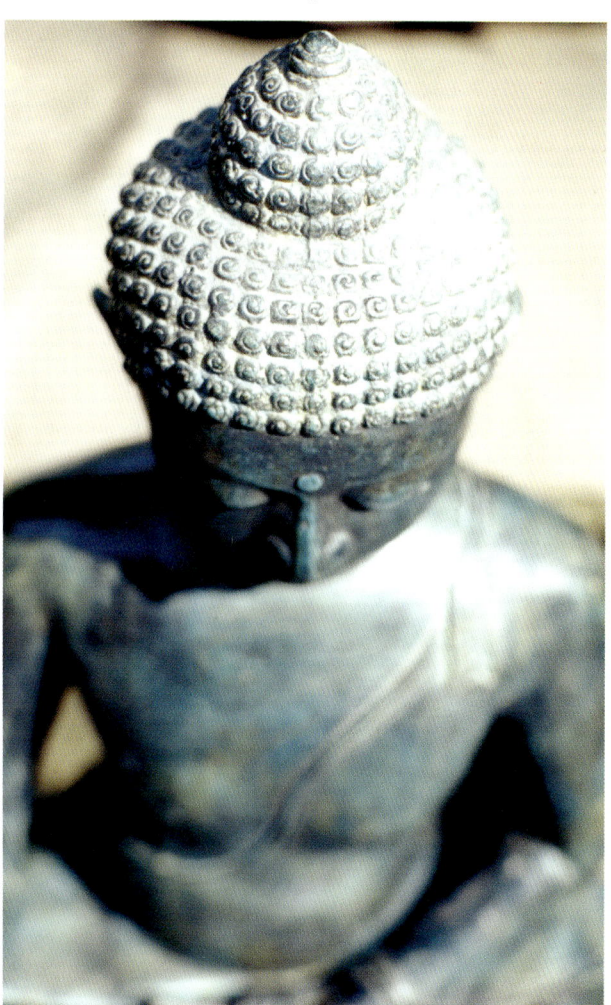

Zen muss man leben.
Es besteht eben in der
achtsamen Haltung unseres
Geistes, diese Achtsamkeit
im Alltag zu bewahren.
                    Dokuho J. Meindl

Zen und Achtsamkeit

In Japan spielt die Lebensweise des Zen eine besondere Rolle. Zen ist eine eigene Ausprägung des Buddhismus, die einen sehr tiefgehenden Einfluss auf die japanische Kultur und Lebensweise hat – auch wenn die Menschen das nicht groß thematisieren. Auch an dieser Stelle möchten wir uns nicht im Theoretischen verlieren, damit würde man dem Wesen des Zen ohnehin nicht gerecht. Man könnte Bücher über Bücher zum Thema Zen lesen, ohne auch nur einen Funken davon zu verstehen. Stattdessen wenden wir uns hier der praktischen Bedeutung von Zen zu, nämlich der achtsamen Haltung des Geistes im Alltag.

Diese achtsame Haltung erlangt man zum Beispiel durch meditatives Sitzen in der Stille: Za zen heißt diese Meditationspraxis, und sie ist ein zentrales Element im Zen-Buddhismus, die Misayos Mann Dokuho J. Meindl, Zen-Priester und -Lehrer, unterrichtet. Misayos Meditationen sind die Kalligraphie und das Kochen.

Auch im Zen-Kloster beginnt die Praxis eines jungen Zen-Mönches in der Küche: Kochen in voller Achtsamkeit und Wachheit. Der Zen-Meister höchstpersönlich unterrichtet die Mönche darin, achtsam und mit Hingabe zu kochen. So entstehen immer wieder wundervolle Köstlichkeiten, und zwar, was viele nicht vermuten, allesamt vegan. Veganes Essen mag momentan ein Trendthema sein und daher wie eine relativ neue Erfindung scheinen, doch in allen buddhistischen Klöstern Asiens essen die Mönche und Nonnen seit über 2500 Jahren vegan.

Im Rezeptteil dieses Buches finden Sie entsprechend neben Gerichten mit Fleisch, Fisch und Ei auch vegetarische und vegane kulinarische Kreationen.

Im Zen versucht man mit verschiedenen Methoden über das bloße Denken hinauszugehen, um jenseits des unablässigen Gedankenstroms ganz im Moment zu verweilen, ganz eins zu sein mit sich und seinem Tun. Dabei hilft das meditative Sitzen in der Stille und auch die Meditation im Gehen. Ein besonders wichtiger Teil der Zen-Praxis aber ist „Samu", die Achtsamkeit im alltäglichen Tun. So wird die Arbeit in der Küche und auch die Vor- und Zubereitung von Gerichten zur Übung der Achtsamkeit – und das kann man sehen und schmecken. Oder, wie es Zen-Abt und Meister Shinohara Daiyu Roshi, ausdrückt: „Du musst mit den Augen essen."

Sich auf jeden Bissen wie ein kleines Kind einlassen, darüber staunen und sich freuen.

Zwei Dinge, die für den Zen-Buddhismus ganz wesentlich sind, möchten wir etwas genauer beschreiben. Denn sie helfen uns dabei, achtsam zu sein. Und darüber hinaus können wir sie unmittelbar auf das Kochen und Essen übertragen.

Der Anfängergeist

Da ist zum einen der Anfängergeist im Zen, den wir ja auf Seite 12 schon kurz gestreift haben. Normalerweise ist man ja froh, wenn man über das Anfängerstadium hinausgekommen ist, egal, um welchen Bereich des Lebens es sich handelt. Aber damit schleichen sich auch Gewohnheiten ein. Wir tun das, was wir tun, automatisch, und schnell ist der Anfangszauber dahin. Sie können das wirklich in vielen Situationen ausprobieren. Selbst beim Autofahren: Anfängergeist zu entwickeln heißt ja nicht, dass Sie wieder fahren sollen wie ein Anfänger. Sie sollen vielmehr die Achtsamkeit des Anfängers walten lassen. Lieber einmal öfter umgeschaut, anstatt sich in falscher Sicherheit zu wiegen. Ein anderes Beispiel: Beobachten Sie einmal ein kleines Kind, das neben Ihnen ein Stück durch den Park geht. Sie werden sich wundern, mit welchem Staunen dieses Kind die kurze Strecke zurücklegt.

Es gibt so viel zu sehen, zu hören, zu riechen und anzufassen. Das ist Anfängergeist. Sie selbst können beim Spaziergang im Park den Anfängergeist walten lassen: Beobachten Sie sich einfach selbst, wie Sie reagieren.

Können Sie vielleicht über das Ganze lächeln? Sich an anderen schönen Dingen erfreuen? Die Luft intensiv einatmen? Wenn Sie das nächste Mal etwas in der Wohnung suchen und es nicht finden – geben Sie nicht auf. Warten Sie eine halbe Stunde oder eine Stunde und beginnen Sie dann von Neuem. Aber nicht mit

Dinge im Sinne des Anfängergeists zu sehen ist so, als würden Sie Ihre Augen zum ersten Mal gebrauchen.

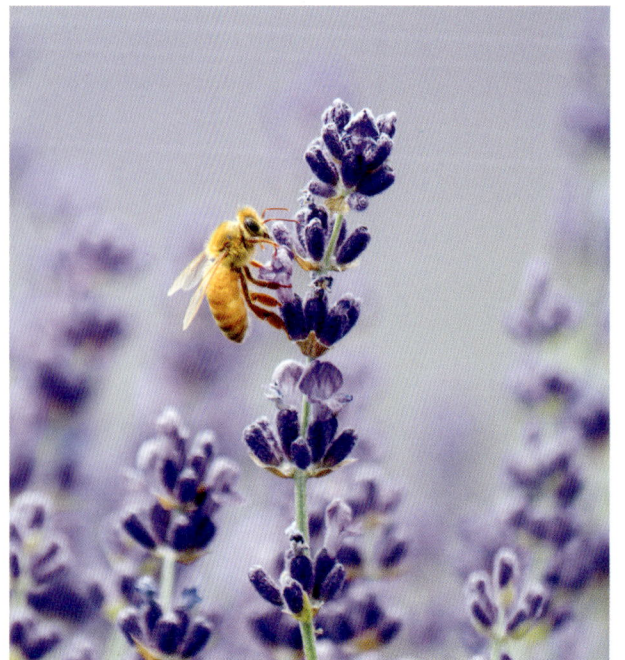

dem Gedanken „Das wird ja doch nichts – wie soll ich jetzt fündig werden, wo ich doch vorhin schon alles, wirklich alles durchsucht habe".

Gehen Sie ganz auf Anfang. Tun Sie so, als hätten Sie noch gar nicht gesucht. Wie oft findet man unter dieser Voraussetzung dann den gewünschten Gegenstand doch ... und muss sich die Frage stellen, wie es sein kann, dass man ihn an einer Stelle findet, an der man zuvor schon dreimal nachgesehen hat.

Ein anderes Beispiel: Vielleicht haben Sie schon einmal die Erfahrung gemacht, dass Ihnen ein Kochrezept gründlich misslungen ist. Das kann wirklich jedem passieren. Wie haben Sie reagiert? Haben Sie sich gesagt: Das werde ich nie wieder kochen! Oder haben Sie gar an Ihren Fähigkeiten gezweifelt? Davon möchten wir Ihnen abraten. Probieren Sie das Rezept zu einem anderen Zeitpunkt wieder, als wären Sie zuvor nicht daran gescheitert. Gehen Sie einfach davon aus, dass es Ihnen gelingen wird.

Anfängergeist beinhaltet all den Zauber, die Unbefangenheit und Neugierde, die es braucht, um mit ganzem Herzen bei der Sache zu sein. Denn im Anfang ist alles enthalten.

Können Sie die Situation, in der Sie sich gerade befinden, ganz neu angehen?

ANFÄNGERGEIST – IM ALLTAG

Sie sind eingeladen und möchten gerne ein oder zwei Gläser Bier oder Wein trinken und sich auch am Büfett so richtig satt essen. Oder Sie haben ungeheure Lust auf einen Schweinebraten am Wochenende. Wenn dem so ist, dann geben Sie dieser Lust ganz und gar nach. Wenn Sie an diesem Tag über die Stränge schlagen, tun Sie es mit gutem Gewissen und mit Achtsamkeit. Genießen Sie es in vollen Zügen. Am nächsten Tag lassen Sie den Anfängergeist wieder walten und üben Ihr neues achtsames Leben weiter. Denken Sie daran: Sie können jeden Tag neu anfangen. Das ist unglaublich entlastend und nimmt Ihnen viel Druck, den Sie sich vielleicht selbst auferlegen.

Die Einheit der Dinge

Ein weiteres wesentliches Merkmal des Zen-Buddhismus neben der Philosophie des Anfängergeistes ist die Lehre von der Nicht-Dualität, also von der Einheit aller Dinge. Sie entspricht dem genauen Gegenteil der Auffassung vieler Menschen, die die ganze Welt in Gegensatzpaare teilen. Diese Menschen haben natürlich allen Grund, an ihrer Einteilung festzuhalten, denn es gibt ja im Leben offensichtliche Gegensätze wie Tag und Nacht, Warm und Kalt, Dick und Dünn, Schwarz und Weiß, Mann und Frau, Ich und Du. Mehr noch, es hat den Anschein, als wären es gerade die Gegensätze, die das Leben ausmachen. Vordergründig ist das auch richtig. Doch wenn man genauer hinsieht oder vielmehr hin*fühlt*, spürt man, dass alles mit allem verbunden ist. Alles ist eins. Es ist immer das gleiche Eine in immer wechselnder Gestalt. Die Natur ist auch immer die Gleiche, doch zeigt sie sich im Frühling in der Form von Blüten und Knospen und im Herbst in Gestalt von Früchten und fallenden Blättern. Aber immer ist es das gleiche Eine, es sind keine zwei.

Denken Sie noch einmal an den Zustand eines selbstvergessenen Kindes. Über das Denken hinaus können Sie den Moment in die Unendlichkeit verwandeln. Das ist Nicht-Dualität. Das ist Einssein.

Auch hier scheitern wir schnell, wenn wir versuchen, das Einssein mit detaillierten Abhandlungen geistig erfassen zu wollen. Das Zauberwort ist „Langmut", immer wieder in die Achtsamkeit gehen und sich selbst vergessen lernen. So kommen Sie dem Moment immer näher. Denn nur hier findet Leben statt, jenseits der Zerstreuung, jenseits der Dualität. Wenn Sie in diesem Sinn auch ans Kochen herangehen, gestalten Sie es wie eine zen-buddhistische Übung. Leider ist Kochen heute für viele Menschen zu einer lästigen Routine verkommen. Lassen Sie das nicht zu. Widmen Sie dem Kochen und dem Essen Ihre ungeteilte Aufmerksamkeit. Kochen Sie wie ein Buddha.

Dankbarkeit – die Schwester der Achtsamkeit

Um sich mit dem Prinzip der Achtsamkeit vertraut zu machen, ist es sehr hilfreich, sich etwas näher mit der Dankbarkeit zu beschäftigen. Beide ergänzen sich nicht nur – sie befruchten und beflügeln einander: Wirklich tiefe Dankbarkeit zu empfinden, unterstützt uns dabei, ganz im gegenwärtigen Augenblick zu sein. Für viele Menschen ist es von Kindesbeinen an ein lästiges Übel, Danke zu sagen. Man macht es eben, weil man es von den Eltern so gelernt hat oder weil es in der Gesellschaft erwartet wird. Doch darum geht es hier nicht. Lassen wir das Formale einfach mal außer Acht. Es geht um das *Gefühl* der Dankbarkeit. Das können Sie vielleicht am besten nachvollziehen, wenn Sie an jemanden oder an etwas denken, wofür Sie sehr dankbar sind: beispielsweise Ihren Partner, die Geburt Ihres Kindes. Dass Sie eine Prüfung bestanden oder einen interessanten Job gefunden haben. Es gibt vieles im Leben, was uns mit Dankbarkeit erfüllt.

Denken Sie jetzt ganz intensiv an etwas, für das Sie sehr dankbar sind. Beobachten Sie, was mit Ihnen geschieht. Spüren Sie, wie Ihr Körper reagiert. Wird Ihnen warm ums Herz? Wird es weit in Ihnen, fließt Ihr Atem ruhiger, seufzen Sie wohlig und erleichtert? Schön! Genießen Sie diesen Moment!

Wenn wir das wahre Wunder einer einzigen Blume klar sehen könnten, würde sich unser ganzes Leben ändern.
Buddha

Wir neigen dazu, eher für die großen und großartigen Dinge dankbar zu sein – die große Liebe, die große Karriere, die große Leistung, das große Geld … Alles, was (für uns) selbstverständlich und alltäglich ist, scheint uns keines Dankes würdig. Etwa, dass wir ein Dach über dem Kopf haben. Dass es im Winter schön warm in der Wohnung ist. Dass wir jeden Tag etwas zu essen haben … Dehnen Sie Ihre Dankbarkeit auch auf vermeintliche Kleinigkeiten aus. Bedenken Sie, dass Generationen von Menschen auch in unseren Breitengraden im Winter gefroren haben – und es mancherorts und unter schlechten Bedingungen auch heute noch tun. Wie oft in der Geschichte mussten Menschen Hunger leiden! Und wie viele leiden heute noch Tag für Tag unter Hunger, Durst und Unterernährung – zwar nicht bei uns, aber das sollte uns nicht weniger dankbar machen für das, was wir als selbstverständlich erachten. Es sollte jedenfalls Grund genug sein, innezuhalten und für das Essen zu danken, das auf unseren Tischen steht. Es ist eine schöne Geste, das zu Beginn einer Mahlzeit zu tun. Nicht umsonst wird bis heute in vielen Familien das Tischgebet gepflegt. Schließen Sie also, ehe Sie den ersten Bissen zu sich nehmen, kurz die Augen

– wenn Sie das nicht wollen oder in der Öffentlichkeit sind, können die Augen natürlich geöffnet bleiben –, lassen Sie den Atem ruhig werden und sagen Sie innerlich Danke. Sie werden sehen: Mit der Zeit werden Sie ähnliche Empfindungen des Glücks verspüren wie bei den ganz großen Dingen im Leben, von denen gerade die Rede war. Und Sie werden feststellen, dass auch die Tatsache, dass Sie eine Mahlzeit vor sich auf dem Tisch haben, in Wahrheit etwas Großes und Großartiges ist. Gefühle der Dankbarkeit werden in dem Maße aufkommen, in dem Sie sich klar machen, wie wertvoll jede einzelne Mahlzeit ist. Sie ermöglicht Ihnen ja nichts Geringeres, als leben zu können. Und wenn Sie auf nährstoffreiche Zutaten und eine ausgewogene Zusammensetzung achten, dann ist jedes Essen die Grundlage für Ihre Gesundheit.
Oder denken Sie an den Kühlschrank. Auch er liefert uns gute Gründe, dankbar zu sein. Er macht es möglich, dass wir selbst bei größter Hitze eine Vielzahl frischer Speisen lagern können und sie griffbereit zum Verzehr haben.

Wir brauchen die Speisen einfach nur herauszuholen und können sie gleich oder nach relativ kurzer Zeit der Zubereitung zu uns nehmen. Diesen immensen Wert müssen Sie sich vor Augen halten, um Dankbarkeit zu empfinden. In vielen Teilen der Welt ist ein Kühlschrank ein Luxusgut, für die meisten Menschen hier eine absolute Selbstverständlichkeit.

Wenn Sie Gefühle der Dankbarkeit in Ihrem Herzen spüren, werden Sie feststellen, dass Sie in einem solchen Moment an nichts anderes sonst denken. Sie sind ganz in diesem Augenblick, bei Ihrem Gefühl der Dankbarkeit. Sie spüren die Freude, egal was vorher war und was nachher sein wird. Das ist Achtsamkeit.

Abnehmen durch Achtsamkeit – funktioniert das überhaupt?

So wie in anderen Lebensbereichen auch können und sollen Sie beim Essen achtsam sein. Nicht nur um der Achtsamkeit, sondern auch um Ihrer Figur willen. Um das näher zu erläutern, wollen wir noch einmal auf die eingangs genannten Prinzipien achtsamen Essens zurückkommen und sie eingehender beleuchten. Die meisten dieser Prinzipien lassen sich übrigens auch dann umsetzen, wenn Sie es nicht selbst „in der Hand" haben, was auf den Tisch kommt (zum Beispiel beim Essen in der Kantine oder bei einer Einladung).

Sich Zeit lassen

Essen ist heutzutage meist eine eilige Angelegenheit. Der Begriff „Fast Food" spricht Bände. Wie viele Leute essen unterwegs – oft im Gehen – ein belegtes Brötchen oder einen süßen Riegel? Wie viele Kinder kommen in die Schule, ohne daheim gefrühstückt zu haben? Wie viele müssen sich morgens selbst versorgen, weil ihre Eltern sich nicht die Zeit nehmen, ihnen ein gesundes Frühstück zuzubereiten? In der Schultasche stecken dann oft Schokoriegel, die schnell zwischendurch gegessen werden. Um die Prinzipien des achtsamen Essens überhaupt befolgen zu können, müssen Sie sich an allererster Stelle für das Essen Zeit nehmen. Essen braucht einen gebührenden zeitlichen Rahmen. Das fängt schon beim Einkaufen und bei der Vorbereitung an. Wählen Sie gesunde, klug zusammengestellte, möglichst unverarbeitete Nahrungsmittel, am besten in Bio-Qualität. Verzichten Sie auf die Hochglanzfrüchte aus dem Supermarkt. Außer

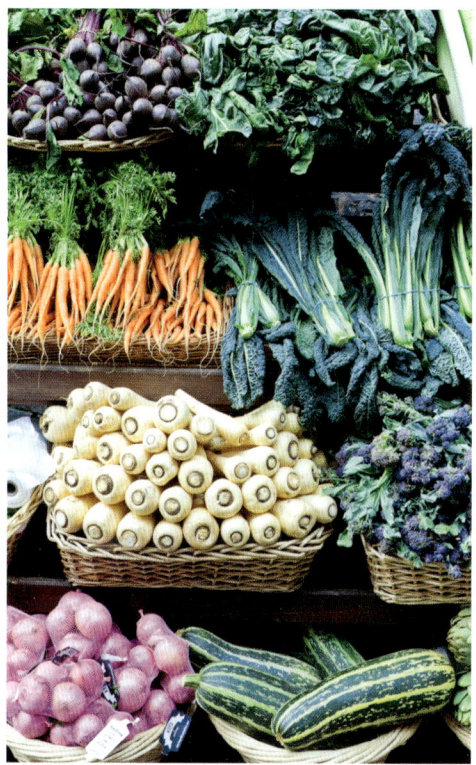

Achtsames Essen beginnt beim Einkauf frischer und reifer Lebensmittel der Saison, die möglichst aus der Region stammen.

makellosem Aussehen haben sie nicht besonders viel zu bieten, vor allem enthalten sie meist nur wenig Vitalstoffe. Und schmecken tun sie mehr oder weniger nach nichts. Am besten machen Sie einen kleinen Laden ausfindig, der verlässlich gutes Obst und Gemüse anbietet. Oder einen Stand auf dem Wochen- oder Bauernmarkt, bei dem Sie wissen, dass die Ware gut schmeckt, frisch ist und – soweit möglich – aus der Region stammt. Wir möchten Ihnen dringend ans Herz legen, möglichst wenig Fertig-

produkte zu verwenden. Dann benötigt man für die Essenszubereitung vielleicht etwas mehr Zeit, aber das sollte Sie, als künftig achtsamen Koch, nicht davon abhalten, mehr als bisher selbst zu kochen. Außerdem stehen bei Weitem nicht alle Fertigprodukte und -gerichte so schnell auf dem Tisch, wie die Werbung es uns weismachen will. Dennoch wissen wir aus eigener Erfahrung, dass es oft schnell gehen *muss*, aller guten Vorsätze zum Trotz. Deshalb lassen sich die meisten Rezepte in diesem Buch ziemlich rasch zubereiten und verzichten dabei trotzdem weitgehend auf Fertigprodukte. Beziehen Sie bei der Vorbereitung und Zubereitung andere nach Möglichkeit mit ein – Ihre Kinder, Ihren Partner, etwaige Mitbewohner ... Kartoffeln schälen und Gemüse schnippeln können gemeinsam richtig vergnüglich werden! Zugegeben, allein durch achtsame Vorbereitung nehmen Sie noch nicht ab. Dafür müssen Sie auch das nächste Prinzip beherzigen. Sehen Sie es als sinnvolle Ergänzung. Im besten Fall wird es zu einem schönen Ritual.

Ganz langsam kauen

Viele Leute schlingen ihr Essen gierig herunter. Obendrein ist es meist nicht in einem guten Zustand: zu heiß, zu fett, mit zu viel Zucker oder künstlichen Aromen versetzt, und das alles in zu großen Portionen – das sind die Hauptübel der heutigen Nahrungsaufnahme. Die Gefahr des Schlingens besteht darin, dass man (wesentlich) mehr isst, als man eigentlich müsste, um satt zu werden.

Wenn Sie das nächste Mal zu einem Apfel greifen, üben Sie sich bei jedem Bissen im gründlichen, langsamen Kauen.

Und dann ist da noch die Sache mit der Verdauung: Für schlecht Gekautes muss der Verdauungsapparat erheblich mehr Energie aufbringen als für durch Kauen gut Vorverdautes. Energie, die uns an anderer Stelle fehlt und die wir viel sinnvoller und zielgerichteter verwenden könnten. Daher kommt übrigens auch das so häufig gleich nach dem Essen einsetzende Gefühl der Schlappheit! Wollen Sie es gleich einmal versuchen? Dann greifen Sie zu einem Apfel oder einem Stück Brot. Beißen Sie ein kleines Stück ab und kauen Sie es gründlich,

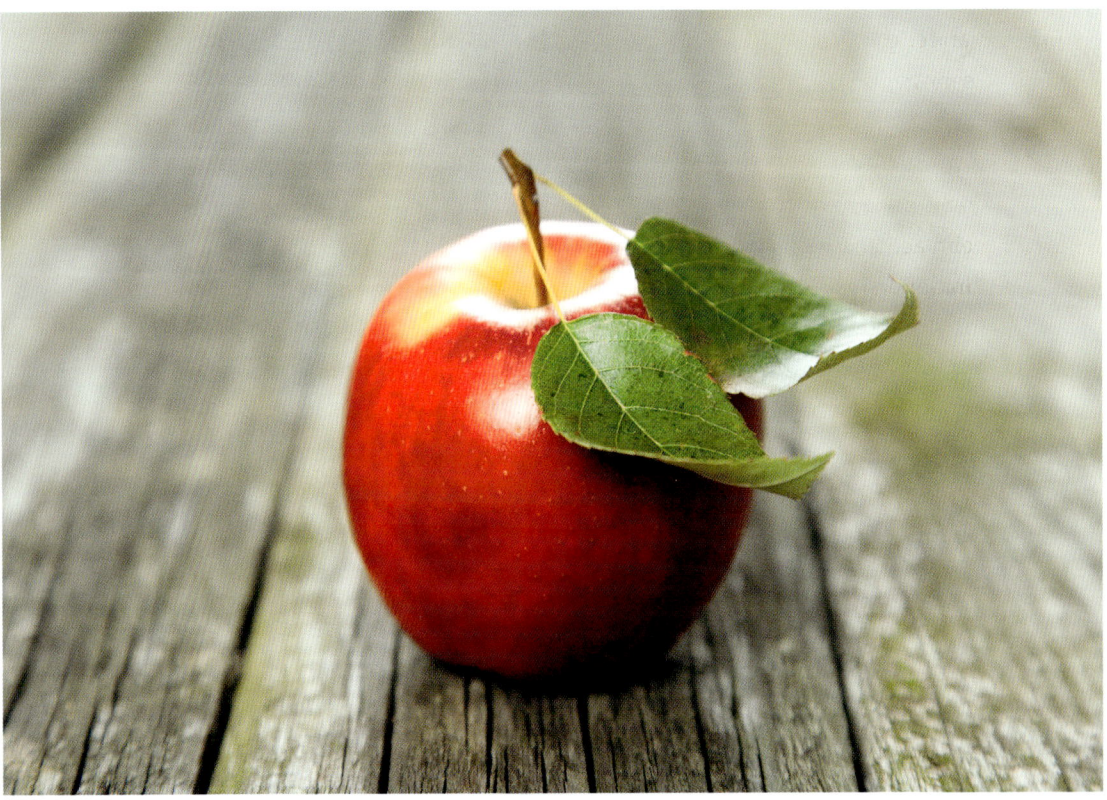

bis es nahezu von selbst den Weg in den Schlund findet. Machen Sie es mit jedem Bissen so. Und halten Sie nach jedem Bissen kurz inne.

So werden feste Speisen im Mund verflüssigt. Flüssigkeiten wiederum sollten Sie nicht gleich hinunterschlucken, sondern auch ein wenig im Mund behalten. In Japan gibt es – wie in anderen ostasiatischen Ländern auch – die schöne Tradition, mit Stäbchen zu essen. Das zwingt die Menschen, kleine Bissen zu nehmen. Man gerät nicht in Versuchung, wie beim Essen mit Löffel oder Gabel, zu viel aufzuladen. Natürlich kann man auch mit Stäbchen schnell mehrere Bissen nacheinander essen, aber dazu muss man schon sehr geübt sein. Wenn Sie mit Stäbchen bisher keine oder nur wenig Erfahrungen gemacht haben, dann nutzen Sie sie doch ab jetzt einfach als Helfer beim achtsamen Essen: Zumindest in der ersten Zeit unterstützt das Essen mit Stäbchen Sie dabei, Ihre Speisen bedächtig zu sich zu nehmen.

Unabgelenkt mit allen Sinnen beim Essen sein

Wer ist schon mit allen Sinnen beim Essen? Sicherlich die wenigsten. Mit Augen und Ohren folgen sie gebannt dem Geschehen auf dem Bildschirm.

Oder sie lesen ein Buch, blättern in einer Zeitschrift, hören Radio. Und essen gedankenlos den Teller leer.

An den Speisen riechen, ehe man zu essen beginnt – das kommt durchaus vor, je nachdem, ob es das Mahl hergibt, also eher nicht beim Abendessen daheim. Das gilt genauso für das Schmecken: Selbstverständlich ist man bei einer ausgezeichneten Küche fast wie von selbst bereit, sich das Essen auf der Zunge zergehen zu lassen, als wollte man diesen Moment, in dem die Geschmacksnerven das tun, wozu sie eigentlich gedacht sind, so lange wie möglich festhalten.

Der Tastsinn schließlich spielt für uns beim Essen traditionell keine so bedeutende Rolle. Ganz anders beispielsweise in vielen afrikanischen Ländern wie auch in Indien, wo mit der rechten Hand gegessen wird und das Greifen der Speisen mit den Fingern schon ein sinnliches Erlebnis ist, das untrennbar zum Essensritual gehört. Selbst wenn wir unsere Mahlzeiten nicht mit den Fingern essen, können wir gelegentlich den Tastsinn aktivieren, indem wir ganz bewusst klein geschnittenes Obst, Käsewürfel, Oliven oder andere Lieblingshappen mit den Fingern befühlen und zum Mund führen …

Zurück zu Augen und Ohren. Zunächst einmal tun Sie sich einen großen Gefallen, wenn Sie künftig beim Essen nicht fernsehen. Schon gar nicht, wenn ein Krimi oder eine andere aufregende Sendung läuft. Denn wahrscheinlich vergessen Sie dabei vor lauter Spannung kurzerhand sämtliche Vorsätze, langsam zu essen und bewusst zu kauen. Man kann es drehen und wenden, wie man will – es tut einfach nicht gut. Außerdem heißt es ja: Die Augen essen mit. Wer achtsames Essen praktiziert, für den gilt das auf jeden Fall. Ein guter Grund, das Essen auch ansprechend anzurichten, den Tisch schön zu decken und den Augen unabgelenkt diese Freude zu gönnen.

Auch störende Geräuschquellen sollten Sie nach Möglichkeit abschalten. Natürlich ist klar, dass das nicht immer geht und nicht immer in unserer Macht liegt – etwa wenn nebenan eine Baustelle ist oder wenn Ihr Kind nach Ihnen schreit. Aber solange man keinen wirklich dringenden Anruf erwartet, kann das Handy auf alle Fälle während des Essens ausgeschaltet bleiben.

Das Riechen von Essen sollten Sie kultivieren. Sie können damit schon beim Einkaufen anfangen. So verströmen qualitativ hochwertige, reife Früchte, Gemüse und Salate einen feinen bis kräftigen Geruch. Produkte aus dem Treibhaus können da nicht mithalten. Vertrauen Sie also beim Einkauf auf Ihre Nase (ebenso wie auf Augen und Hände), denn der Geruch verrät viel über den Geschmack.

Auch wenn das fertige Essen auf dem Tisch steht, sollten Sie sich Zeit zum Riechen nehmen. Halten Sie inne und lassen Sie es zu, dass Ihr Geruchssinn dafür sorgt, dass Ihnen das Wasser im Mund zusammenläuft.

Das Thema Geschmack schließlich ist so wichtig, dass wir ihm im Folgenden einen eigenen Abschnitt widmen.

Aufmerksam den Geschmack erspüren

Wer sein Essen herunterschlingt, kann es nicht schmecken. Ein Grund mehr für kleine Bissen, für das bewusste Erschnuppern der Speisen, ehe man jeden einzelnen Bissen in den Mund nimmt. Sobald es sich im Mund befindet, wird bewusst gekaut, geschmeckt, ertastet, bevor man es herunterschluckt.

Fühlt das Essen sich gut an? Macht es Lust auf mehr? Können Sie dem Drang, den Bissen gleich herunterzuschlucken, noch ein wenig widerstehen?

Die Geschmacksnerven vieler Menschen sind schon von Kindesbeinen an überreizt, denn die zahlreichen künstlichen Aromen, die heute einer großen Zahl von Lebensmitteln zugesetzt werden, sind so stark, dass sie die echten Aromen überlagern. So schmecken für viele Kinder, die an diese extremen Aromen gewöhnt sind, echte Aromen regelrecht fad. Künstlicher Himbeergeschmack in Süßigkeiten beispielsweise ist intensiver als der Geschmack echter Himbeeren, außerdem ist das Bonbon dank Zuckerzugabe deutlich süßer als die Frucht. Ist man an künstliches Himbeeraroma gewöhnt, schmeckt die echte Himbeere vergleichsweise sauer und schal. Man muss (und kann) sich wieder an die natürlichen Aromen gewöhnen; um das zu erreichen, sollte man aber weitestgehend auf künstliche Geschmacksstoffe verzichten. Keine Frage, die Umgewöhnung wird ein Weilchen dauern. Wenn Sie den Eindruck haben, dass Ihnen die Umstellung gelungen ist, sollten Sie interessehalber nochmals einen Löffel von einem gekauften Fruchtjoghurt probieren – vermutlich enthält er nicht die geringste Spur der Frucht, die auf dem Etikett abgebildet ist. Sie werden sich wundern: Der künstliche Geschmack erinnert mehr an Brausepulver als an eine echte Frucht.

Nachspüren

Nach jedem Bissen, aber auch nach einer Mahlzeit, sollten Sie nach innen spüren. Fühlt sich das Essen gut an? Ist es bekömmlich? Oder liegt es schwer im Magen? Der Körper teilt uns durch vielerlei Gefühle ständig sein Befinden mit. Nur sind wir es nicht gewohnt, darauf zu achten. Dies zu ändern, ist eine ganz wichtige Regel des achtsamen Essens. Stellt sich nach dem Essen Unwohlsein ein? Fühlen wir uns schlapp? Oder sind wir energiegeladen und möchten am liebsten gleich einen Spaziergang machen? Durch das bewusste Nachspüren entwickeln Sie auch wieder ein Gefühl dafür, wann Sie genug gegessen haben.

NICHT GANZ SATT ESSEN

Hara hachi bu – den Bauch zu 80 Prozent füllen. Japaner haben eine im Vergleich überdurchschnittlich lange Lebenserwartung bei gleichzeitig guter Gesundheit. Einer der Gründe dafür ist, wie Studien von Prof. Kazuo Hashimoto an der Toukai University School of Medicine belegt haben, dass sie sich nie ganz satt essen. Wir wissen natürlich, dass das sehr schwierig ist, vor allem, wenn ein Essen vorzüglich schmeckt. Aber es geht: Versuchen Sie, immer achtsam zu genießen; so verringert sich gleichzeitig das Risiko, dass Sie zu sehr schlingen und sich zu voll essen.

Mit der Zeit werden Sie Ihr Verhältnis zu einzelnen Nahrungsmitteln immer besser erkennen. Auf manches werden Sie dann möglicherweise verzichten, weil es Ihnen nicht guttut. Vielleicht kennen Sie das schon: Bereits der Anblick bestimmter Speisen löst ein Völlegefühl in einem aus und man möchte deshalb gar nicht danach greifen. Probieren Sie ruhig auch aus, ob Nahrungsmittel, die beim bloßen Ansehen positive Reaktionen in Ihnen hervorrufen, sich dann tatsächlich auch als wohltuend für Sie erweisen.

Doch Vorsicht! Es ist nicht so, dass alles, was wir gern essen, uns auch wirklich guttut. Auf manche Dinge, auf die wir ganz „heiß" sind, reagieren wir paradoxerweise sogar allergisch. Daher fragt der Heilpraktiker oder auch ein naturmedizinisch versierter Arzt Patienten, bei denen man nicht weiß, welches Nahrungsmittel der Verursacher einer Unverträglichkeit oder Allergie ist, nach den Lebensmitteln, die sie besonders gern essen, und findet so meist den „Übeltäter" heraus.

Welches sind die wichtigsten Prinzipien der Achtsamkeit?

Um das eigene Essverhalten nach den Regeln der Achtsamkeit auszurichten, hilft es, auch in anderen Lebensbereichen achtsamer zu werden. Oder umgekehrt: Wenn man die Regeln der Achtsamkeit beim Essen beherzigt, ist es eigentlich kaum vorstellbar, dass man, sobald man vom Tisch aufsteht, wieder in den alten Trott verfällt. Achtsamkeit ist eine besondere Art, dem Leben zu begegnen, die man nicht nach Bedarf an- und abschalten kann. Warum auch? Wer einmal verstanden hat, wie gut eine achtsame Lebensweise tut, wird kaum auf die Vorteile verzichten mögen.

Gleichwohl ist Achtsamkeit eine lebenslange Aufgabe und Herausforderung. Deshalb werden nachfolgend die wichtigsten Prinzipien einer achtsamen Grundhaltung aufgeführt. Sie gelten für alle Lebensbereiche.

Wie gesagt bedeutet Achtsamkeit, sich vollkommen auf das Hier und Jetzt einzulassen. Doch was heißt das genau? Und wie macht man das?

Es sind die Gedanken, die bei den meisten Menschen nicht im Hier und Jetzt sind. Das Gedankenkarussell dreht sich unaufhörlich. Sorgen und Ängste sind beliebte Bewohner unserer Gedankenwelt. Und wenn sie sich erst einmal eingenistet haben, sind sie nur schwer wieder zu vertreiben. Allenfalls mit Wünschen und Fantasievorstellungen, die ebenfalls Gedanken entspringen: „Was wäre, wenn ...?" oder „Ach, hätte ich doch ..."

Wenn die Gedanken sich aber so schwer damit tun, im Hier und Jetzt zu sein – wer oder was kann es dann? Im Grunde ist die Antwort ganz einfach: der Körper! Er befindet sich genau an dem Ort, an dem Sie sich gerade aufhalten (hier) und zu diesem Zeitpunkt (jetzt), der in dem Moment, da Sie ihn wahrnehmen, schon wieder vergangen ist. Anders gesagt: Ihr Körper ist Ihr Verbündeter,

um zu mehr Achtsamkeit zu finden. Auch der Atem ist immer wieder ein wertvoller Helfer: Wenn Sie zum Beispiel ein Heißhungergefühl verspüren, obwohl Sie eigentlich genug gegessen haben und Sie nicht mehr wissen, was jetzt achtsames Verhalten ist und was es bedeutet, sich im Hier und Jetzt aufzuhalten, kehren Sie einfach zum ruhigen Atmen zurück und machen Sie sich Ihren Atem bewusst. Einatmen, ausatmen. Spüren Sie, wie sich die Bauchdecke hebt und senkt. Immer wieder.

Ihr Atem ist Ihr Helfer für mehr Achtsamkeit und ein Leben im Hier und Jetzt.

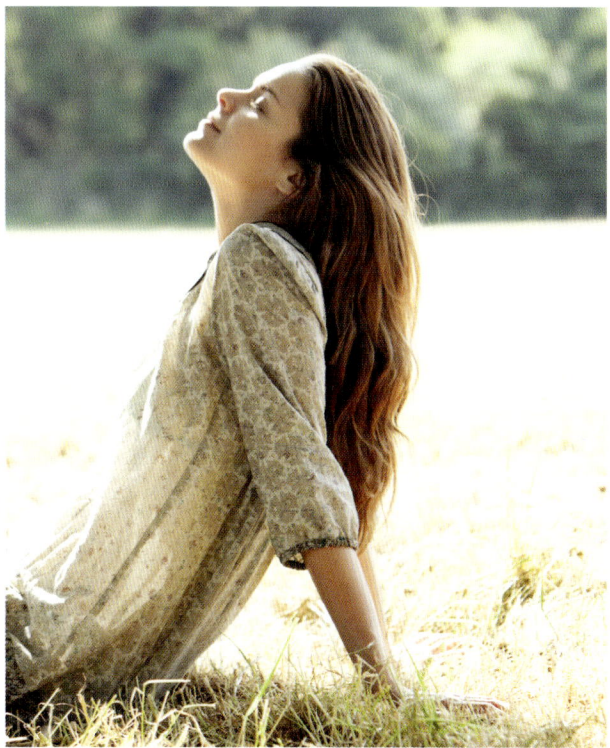

Das nächste Prinzip ist die wertfreie Wahrnehmung. Nehmen wir zum Beispiel an, dass Sie sich über jemanden ärgern, der sich offensichtlich an der Kasse des Supermarktes vorgedrängelt hat. Der Ärger ist da. Stellen Sie das einfach fest. Aber lassen Sie sich nicht vom Ärger zu bösartigen Worten oder Taten hinreißen. Was macht der Ärger mit Ihnen? Steigt Ihnen das Blut ins Gesicht? Stellen Sie es fest. Atmen Sie schneller? Fühlen Sie in den Atem hinein.

Was glauben Sie: Wird die Frau auf dem Bild ihre Arbeit unterbrechen? Oder das Sandwich nebenbei essen?

Bleiben Sie beim Atem und zwar so lange, bis der Ärger verraucht ist. Wenn Sie es schaffen, ganz ruhig zu bleiben, können Sie den Kunden natürlich höflich darauf aufmerksam machen, dass Sie zuerst da waren.

Wie trainiert man achtsames Essen?

Geben Sie sich ein bisschen Zeit und setzen Sie sich nicht unter Druck. Es wäre nicht hilfreich zu denken, Sie könnten von heute auf morgen Ihre Essgewohnheiten grundlegend ändern.

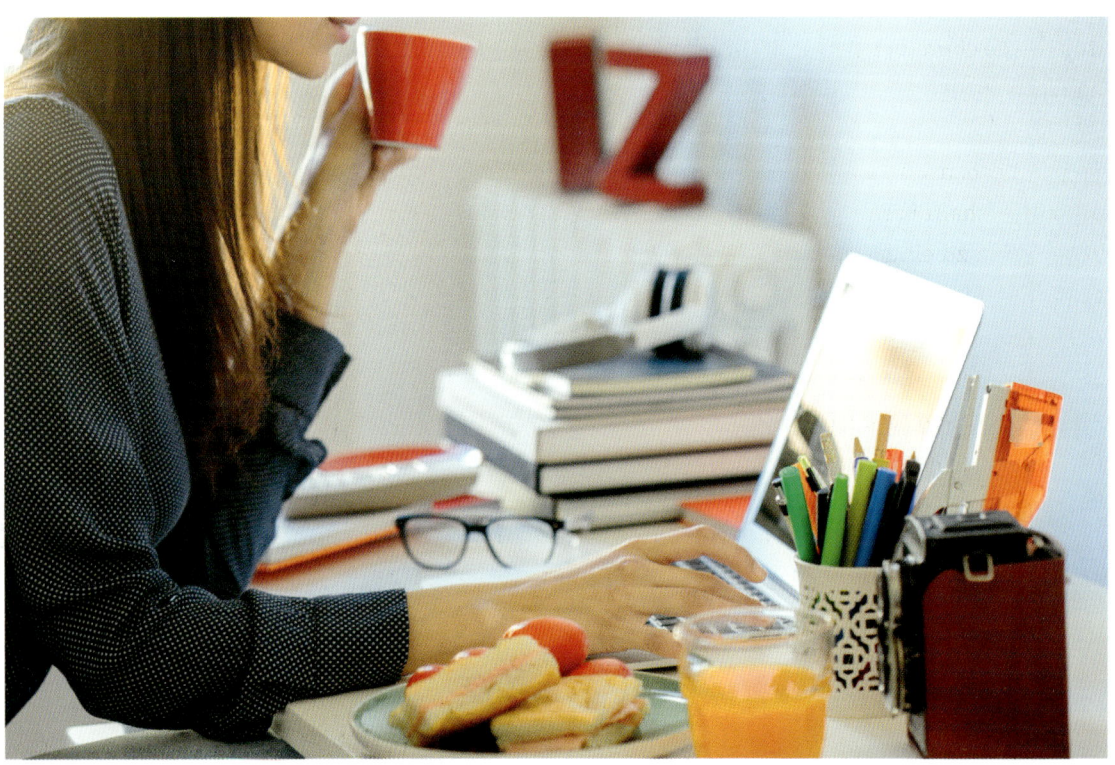

Doch Sie werden schon nach wenigen Tagen Veränderungen bemerken. Hilfreich sind folgende Maßnahmen:

Essen als wesentlicher Teil des Lebens

Räumen Sie dem Thema Essen einen größeren Teil Ihrer Zeit ein. Wie viel genau, lässt sich schwer sagen. Auf jeden Fall sollte es mehr sein als bisher. Essen ist in unserer Zeit zu einer Nebensache verkommen. Überall locken Angebote, wie man schnell seinen Hunger stillen kann: in der Kantine, mit Fast Food oder beim Discount-Bäcker. Doch dieses Essen ist meist nicht nur von minderwertiger Qualität – das schnelle Nebenbei-Essen ist an sich schon ungesund. Die Verdauung kommt so erst gar nicht richtig in die Gänge, denn in der Regel schluckt man alles ebenso schnell runter, wie man es sich beschafft hat.

So ist Essen zu einem notwendigen Übel geworden, das man neben vielen anderen Verpflichtungen auch noch irgendwie erledigen muss. Wenn Sie es hingegen zu einem wesentlichen Teil Ihres Lebens machen, angefangen beim Einkaufen, über das Kochen, bis hin zum Abräumen des Tisches, dann werden Sie in den Genuss all dessen kommen, was achtsames Essen in Ihrem Leben sein kann:

Gaumenfreuden genießen und dabei trotzdem abnehmen; innere Ruhe erlangen. Wir alle wollen ein erfülltes Leben, also erfüllen wir den Moment doch mit unserem ganzen Leben.

Kleine Erinnerungen

Was holt Sie am besten in die Gegenwart zurück, wenn Sie unbewusst wieder beginnen zu schlingen? Zumindest zuhause können Sie sich mit einem Erinnerungszettel weiterhelfen. Oder einem schönen Bild, das Ruhe ausstrahlt und Ihnen Ihr Vorhaben wieder ins Gedächtnis ruft. Genauso kann es auch eine kleine Statue sein, beispielsweise eine Buddhastatue, wenn Sie das mögen. Es gibt Buddhastatuen, die strahlen wirklich eine faszinierende Ruhe aus. Wenn man sie betrachtet, weicht alle Hektik von einem. Das kann übrigens auch schon ein Foto von einer solchen Statue bewirken.

Nicht aufgeben

Es ist nicht leicht, seine Gewohnheiten zu ändern. Im folgenden Abschnitt werden Sie noch mehr dazu lesen. Es gehört einfach dazu, dass man immer mal wieder in die alten Muster zurückfällt. Das wird aber mit der Zeit immer seltener passieren.

Seien Sie geduldig mit sich! Glauben Sie an sich! Lassen Sie sich nicht beirren. Und halten Sie sich immer wieder die Vorzüge achtsamen Essens vor Augen. Je mehr Sie das achtsame Essen genießen, desto weniger werden Sie auf spontane Lustmahlzeiten wie Schokoriegel, Pizzastücke, Donuts oder ein Glas Limonade zurückgreifen müssen. Die machen als Zwischenmahlzeiten nur ganz kurz glücklich und ziemlich schnell dick, da sie aufgrund des darin enthaltenen Zuckers schnell wieder hungrig machen.

Hindernisse auf dem Weg der Achtsamkeit

Die Art, wie wir essen, aber auch, was wir essen – all das entspricht tief sitzenden Gewohnheiten. Von Geburt an nehmen wir mehrmals täglich Nahrung zu uns, und das wird mit der Zeit so selbstverständlich, dass wir gar nicht weiter darüber nachdenken. Was wir gewohnheitsmäßig tun, das tun wir unbewusst, oder zumindest hinterfragen wir es nicht mehr.

Dass sie unbewusst sind, macht es auch so schwer, etwas an den über Jahre und Jahrzehnte eingeschliffenen Verhaltensmustern zu ändern.

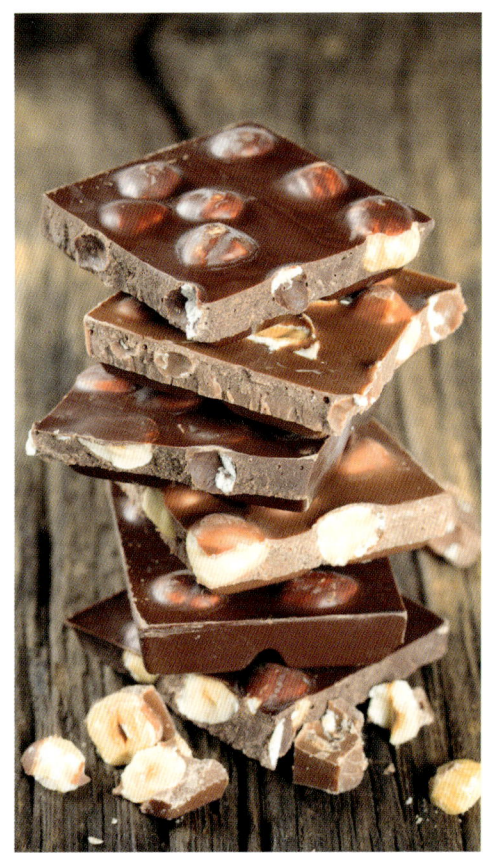

Gönnen Sie sich ruhig auch weiterhin ab und an Schokolade – aber in Maßen, mit viel Genuss und ohne Reue naschen.

Es ist aber keineswegs unmöglich. Und durch die Ergebnisse werden Sie reich belohnt werden: eine bis dahin vielleicht nicht gekannte Freude am Essen zubereiten und am Essen selbst, ein Gefühl natürlicher Sättigung und entsprechender körperlicher Leichtigkeit, vor allem aber das größte Geschenk: ein Mehr an Achtsamkeit, das ein Leben im Jetzt ermöglicht, denn Leben findet weder in der Vergangenheit noch in der Zukunft statt. Die Vergangenheit ist vorbei und die Zukunft hat noch nicht begonnen. Nur wenn wir den gegenwärtigen Augenblick zur Gänze ausschöpfen, wenn wir also achtsam im Hier und Jetzt sind, können wir wirklich leben.

Gleichwohl gibt es einige besondere Fallstricke, die man kennen sollte. Denn nur wenn man sich ihrer bewusst ist, kann man auch etwas gegen sie unternehmen.

Stress und Hektik

Schon in der Schule stehen die Kinder gehörig unter Druck. Sie müssen sich schnell und effizient Wissen aneignen, das sie teilweise gar nicht verarbeiten können. Auch im Familienleben geht es oft drunter und drüber. In vielen Familien kommt man heute nicht mehr zum Frühstück, Mittag- und Abendessen am Tisch zusammen. Das Mittagessen fällt meist schon allein deshalb aus, weil zumindest einige Familienmitglieder gar nicht anwesend sind. Aber auch die anderen Mahlzeiten werden oft nicht mehr gemeinsam eingenommen, nicht einmal am Wochenende. Früher waren die gemeinsamen Mahlzeiten feste Anhaltspunkte im Tagesablauf – heute sind diese schönen Rituale der hektischen Welt zum Opfer gefallen.

Der Blick auf die Arbeitswelt zeigt ein ähnliches Bild. Nach wie vor verlangt sie den meisten Menschen ein fast widernatürliches Verhalten ab: Alles muss schnell erledigt werden. Fehler soll man nach Möglichkeit nicht machen. Man muss immer verfügbar und erreichbar sein. Stress und Hektik sind allgegenwärtig. Da bleibt wenig Raum und Zeit für Achtsamkeit – wenn man sie sich nicht ganz bewusst nimmt. Und auch dann lauern noch so einige Fallen. So kann es passieren, dass es mit der Übung der Achtsamkeit an einem entspannten Sonntag wunderbar läuft. Doch kaum hat einen am Montag der Alltag wieder, ist es vorbei mit der Achtsamkeit. Auf dem Weg zur Arbeit stopft man sich schnell eine Brezel hinein und trinkt einen Kaffee aus dem Pappbecher – zum Frühstücken reicht die Zeit nicht. Und den Kummer darüber, dass man von einem Kollegen angeschwärzt wird oder dass es im Job einfach nicht so läuft, wie man es sich gewünscht hat, betäubt man mit einem Stück Schokolade. Am Abend sorgt dann ein alkoholisches Getränk dafür, dass man von dem Karussell, das sich immer schneller dreht, innerlich Abstand gewinnen kann, wenigstens vorübergehend. Bis es am nächsten Morgen wieder von vorne losgeht.

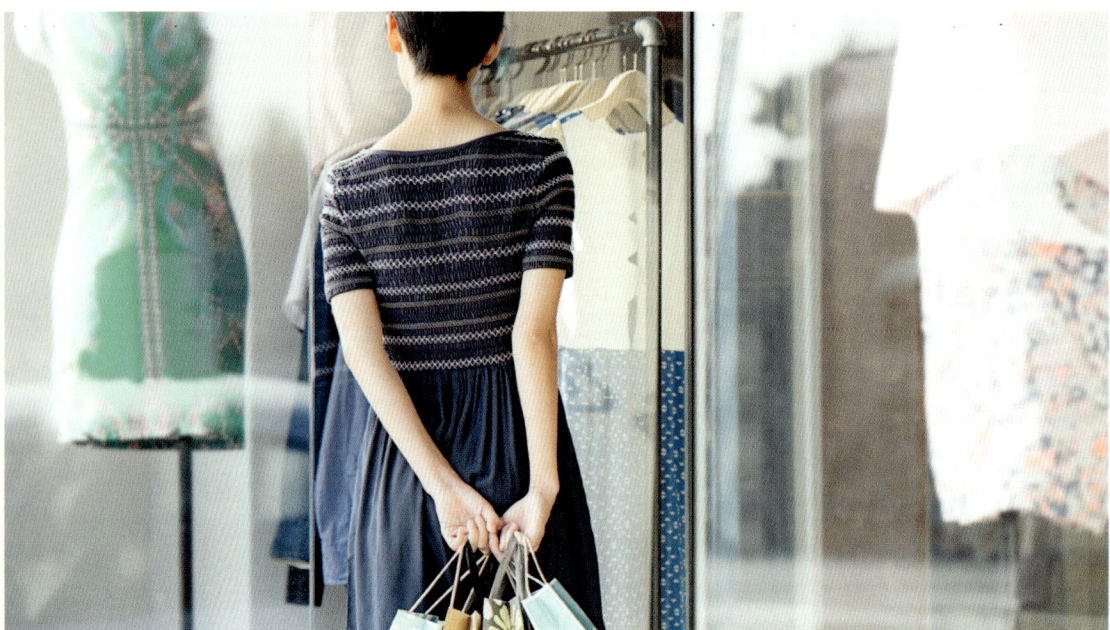

*Manchmal übertüncht die materielle Bedürfnis-
befriedigung bei exzessivem Shopping andere,
wichtigere Bedürfnisse.*

Konsum

Dass die hektische Lebensweise, der
die meisten Menschen unterliegen, der
Übung der Achtsamkeit nicht gerade
zuträglich ist, leuchtet jedem sofort ein.
Doch warum der Konsum? Dazu müssen
wir ein wenig ausholen.
Natürlich gibt es viele Dinge, die wir
im Alltag wirklich brauchen. Da stehen
an erster Stelle unsere Lebensmittel,
außerdem wollen wir schön wohnen,
und etwas zum Anziehen brauchen wir
selbstverständlich auch. Wir möchten
verreisen und uns von Zeit zu Zeit etwas
gönnen – all das soll hier gar nicht zur
Diskussion stehen. Außerdem unter-

scheiden sich die Bedürfnisse der Menschen. Der eine braucht mehr, der andere
weniger zum Leben.
Problematisch wird es erst, wenn die
Gier geweckt ist. Auf einmal meint man,
Dinge zu benötigen, an die man bisher
in den kühnsten Träumen nicht gedacht
hat. Die allgegenwärtige Werbung redet
uns ein, wir müssten noch vieles kaufen,
um endlich glücklich zu sein. Doch wenn
wir dem nachgeben, sind wir in einer
endlosen Spirale gefangen: Wir verstricken uns in ein niemals endendes Man-
gelgefühl, denn wir werden nie genug
haben. Auf diese Weise gelangt man
nicht zur Erfüllung. Und erfährt schon
gar kein Glück. Man kommt nie an den
Punkt, an dem man mit klaren Sinnen

sagen kann: Jetzt ist es genug. Immer locken neue Angebote, Verführungen und Anreize. Noch dieses Paar Schuhe. Und schnell noch ein Wochenende in London oder Mailand – da wollte man doch immer schon mal hin. Der Freundeskreis hat meist einen ähnlichen Lebensstil, und so schaukelt man sich gegenseitig hoch, weil man meint, mithalten zu müssen und haben zu wollen, was die beste Freundin hat.

Einmal davon abgesehen, dass die dahinterstehende Gier nie zu befriedigen ist: Viele Einkäufe wirken wie ein Betäubungsmittel. Nicht von ungefähr spricht man von „Frustkäufen". Man hat sich über jemanden geärgert – und tötet den Ärger ab, indem man sich etwas kauft (was man höchstwahrscheinlich gar nicht benötigt). Für ein paar Stunden, vielleicht ein paar Tage ist der Ärger vergessen. Er wird aber auf diese Weise nicht verschwinden. So kann man nicht achtsam sein. Denn wäre man achtsam, würde man den Ärger spüren – jetzt, in diesem Moment.

Mit anderen Worten: Der Konsumrausch ist – im Hinblick auf das Thema Achtsamkeit – absolut kontraproduktiv. Er führt Sie weit weg vom Hier und Jetzt und Sie können sich selbst nicht mehr spüren. Beobachten Sie Ihr Kaufverhal-

ten. Gibt es Situationen, in denen Sie besonders viel Geld ausgeben? Neigen Sie dazu, unangenehme Gefühle mit „Shopping" zu übertünchen? Dann ist Vorsicht geboten. Lieber innehalten und nach innen spüren.

Als Siddharta Gautama im Alter von 35 Jahren zum Buddha erwachte, fielen sämtliche Begierden von ihm ab.

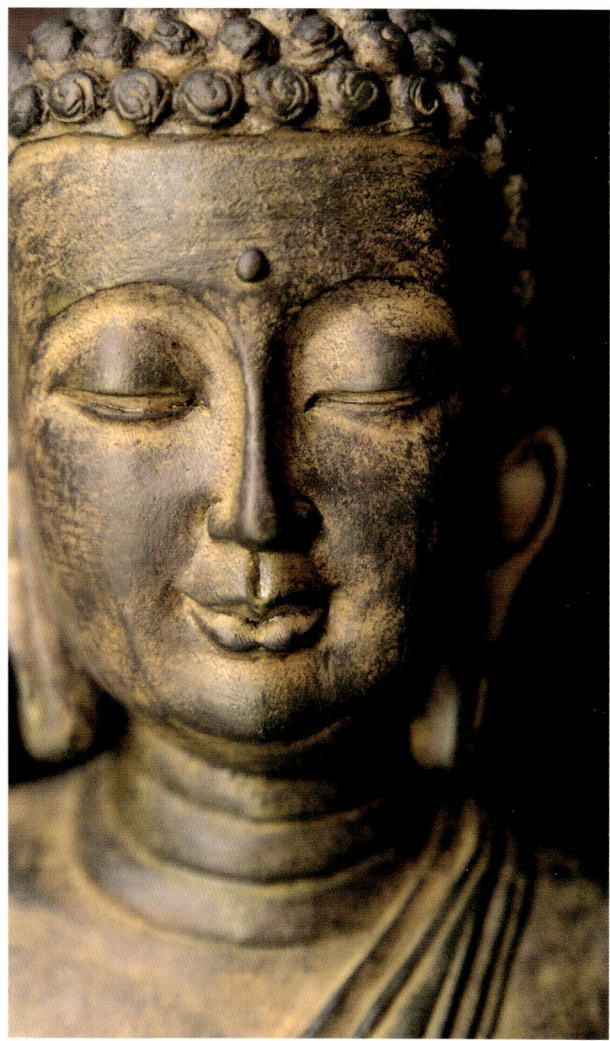

Kaufen Sie das, von dem Sie meinen, dass Sie es unbedingt und sofort brauchen, erst einmal nicht. Lassen Sie ein paar Tage vergehen. Denken Sie noch einmal darüber nach. Wie oft hat man schon am nächsten Tag vergessen, was zuvor so unverzichtbar schien. Wenn Sie jedoch zu der Erkenntnis kommen, dass Sie den Kauf tätigen wollen, dann tun Sie es. Vermeiden Sie in Zukunft Spontankäufe. Eine Nacht sollten Sie sich immer nehmen, um darüber zu schlafen und zu einer stimmigen Entscheidung zu kommen.

Unsere Mitmenschen

Auch andere Menschen können uns das Leben schwermachen. Man mag davon halten, was man will – selbst bei Menschen, die einem wohlgesonnen sind, kommt es manchmal nicht so gut an, wenn man sich bzw. seine Verhaltensweisen ändert. Das kann verschiedene Gründe haben: Der eine fühlt sich vielleicht daran erinnert, dass er selbst seine Essgewohnheiten ändern müsste. Oder einem Familienmitglied passt es nicht, dass es sich künftig zu bestimmten Zeiten am Esstisch einfinden soll und obendrein der Fernseher ausgeschaltet bleibt. Nicht zuletzt sind wir ja alle miteinander verbunden. Wenn sich in einem sozialen Gefüge einer ändert, dann ändert sich alles andere mit ihm. Das ist wie bei den Fahrradpedalen. Geht das eine runter, bewegt sich das andere automatisch nach oben. Und umgekehrt. Nun sind Sie die Person, die sich aktiv zur Veränderung entschieden hat. Nahestehende Mitmenschen, die davon direkt betroffen sind, haben sich aber nicht bewusst dazu entschieden. Sie müssen daher mit Widerständen rechnen, angefangen von (Schein-)Argumenten, die angeblich dagegen sprechen („Das bringt doch nichts!") bis zu einer echten Verweigerungshaltung. Bleiben Sie eisern! Verlieren Sie Ihr ursprüngliches Ziel nicht aus den Augen. Erklären Sie Ihr persönliches Anliegen und machen Sie Ihrer Familie und Ihren Mitmenschen deutlich, dass es Ihnen wichtig und ernst ist. Versuchen Sie aber nicht, die anderen zu überzeugen, sich ebenso wie Sie zu verhalten. Und verfallen Sie bitte nicht in einen missionarischen Stil. Das bringt nicht nur nichts, sondern führt oft zu gegenteiligen Reaktionen. Am meisten erreichen Sie ohnehin, wenn die anderen merken, dass Sie allmählich ruhiger, ausgeglichener und gelassener werden. Dass es Ihnen gut und sogar immer besser geht. Und auch ... dass Sie auf diese Weise tatsächlich abnehmen!

DICKER ODER DÜNNER BUDDHA?

Wie sah Buddha eigentlich aus? War er schlank oder doch dick, wie viele Abbildungen und Statuen nahelegen? Tatsächlich gab es zu Buddhas Lebzeiten weder Bildnisse noch Statuen von ihm. Dies entsprach den indischen Traditionen. Auch die Brahmanen stellten ihre vedischen Götter nicht dar. Außerdem legte Buddha auf übertriebene Verehrung keinen Wert. Einem todkranken buddhistischen Mönch, der sich gewünscht hatte, ihn wenigstens einmal im Leben zu sehen, erklärte er: „Was soll dir der Anblick dieses faulenden Körpers. Wer (...) die Lehre sieht, der sieht mich; wer mich sieht, der sieht die Lehre." Er verwahrte sich gegen gefühlsbetonte Verehrung und duldete nur den natürlichen Respekt, der jedem Lehrer zusteht.

300 Jahre nach Buddhas Tod jedoch begannen Künstler Bilder und Skulpturen zu erschaffen. Da zu jener Zeit niemand mehr sicher wusste, wie der historische Buddha eigentlich ausgesehen hatte, wurde er je nach Kunststil anders dargestellt.

Dass Siddhartha allerdings dick war, ist eher unwahrscheinlich: In seiner Jugend soll er ein begabter Kampfkünstler gewesen sein, zu Beginn seiner Zeit als Bettelmönch war er auf Essensalmosen angewiesen, in seiner Asketenzeit magerte er stark ab, später aß er zwar regelmäßig, aber nur vormittags.

Wer aber sind die dicken lachenden Buddhas, die man so häufig sieht? Dabei handelt es sich um die „Buddhas der Zukunft" oder „lachende Buddhas". Die Glücksbringer gehen auf den Mönch Pu-Tai aus dem 10. Jahrhundert zurück, der in China als Inkarnation von Maitreya, dem Buddha der Zukunft, gilt.

Der „Lucky Buddha" ist ein Glücksbringer in China.

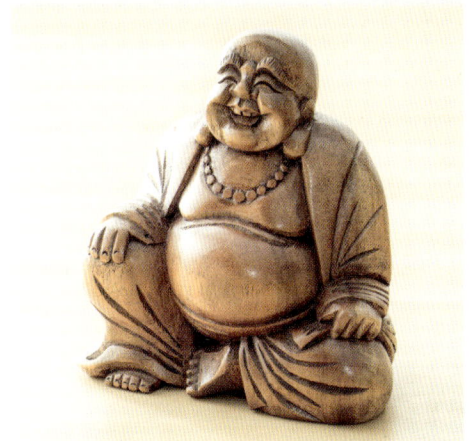

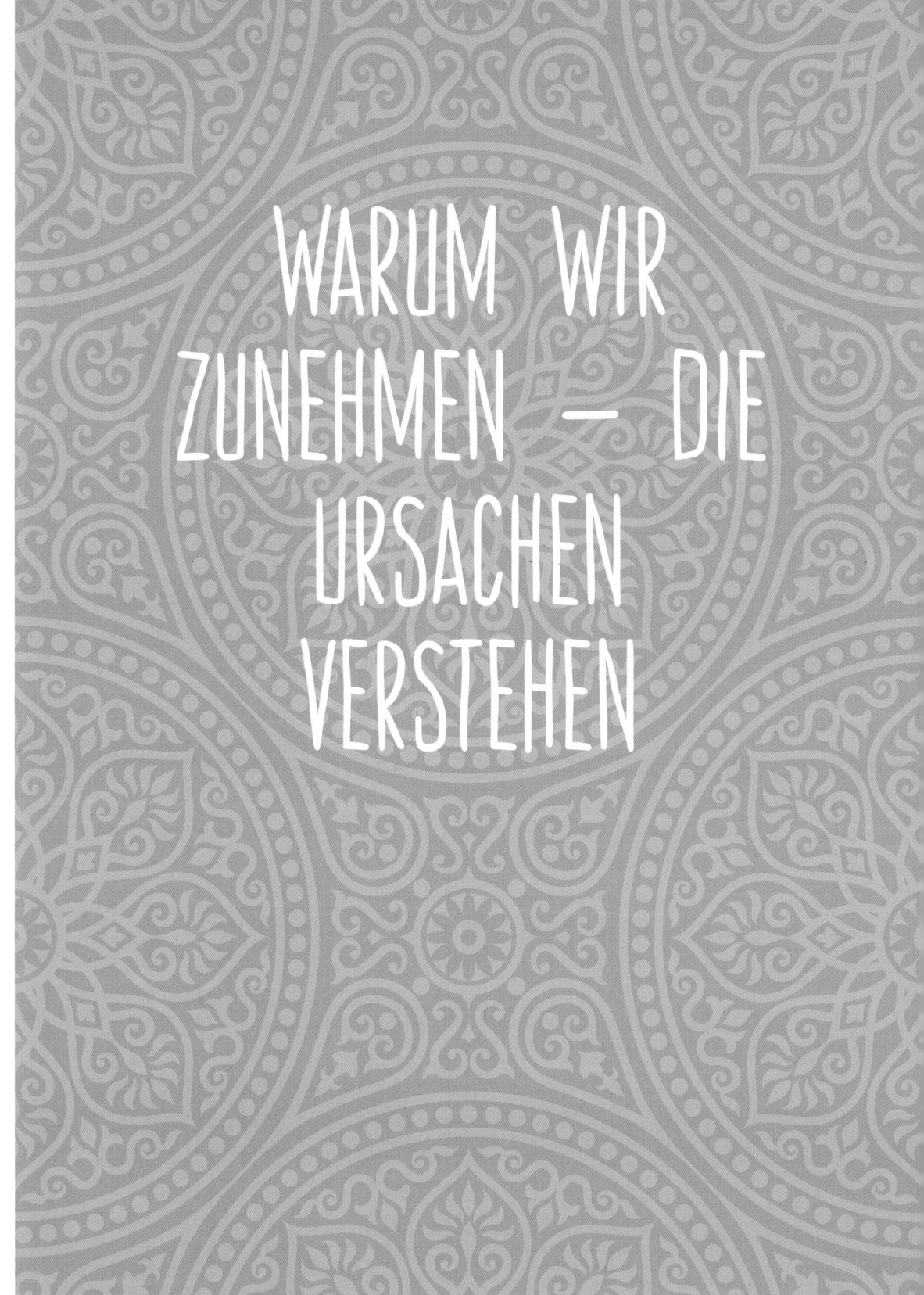

WARUM WIR ZUNEHMEN — DIE URSACHEN VERSTEHEN

Die Gründe dafür, warum es heutzutage gar nicht einfach ist, schlank wie ein Buddha zu sein und zu bleiben, sind vielfältig.

Einige Gründe dafür sind:

- das Erleben von chronischer Überlastung, sogenannter negativer Stress (wissenschaftlich Distress),
- der Verlust von Gelassenheit,
- das schleichend schwindende Gefühl für den eigenen Körper,
- die eigenen (negativen) Gefühle,
- nicht wissen, was einem guttut und was nicht,
- gekoppelt an ein vielleicht daraus resultierendes (Stress-)Essverhalten.

Der Verlust der eigenen Mitte

Die eigene Mitte finden oder in der eigenen Mitte bleiben, zentriert sein oder den eigenen Standpunkt im Leben finden – das sind Formulierungen, die im Zu- sammenhang mit einem besseren Stress-Management oft zu hören oder zu lesen sind und unzählige Kursangebote über- titeln. Sie alle sind ein Hinweis darauf, dass es für viele von uns eine echte Herausforderung darstellt, „in unserer Mitte zu bleiben". Durch die Schnellig- keit, Reizüberflutung sowie – absurder- weise – auch die Monotonie unseres Lebens mit gleichzeitigem Zeit- und Leistungsdruck verlieren viele Männer und Frauen und auch bereits viele Kin- der ihre Mitte. Der Eindruck, fremdge- steuert durch das Leben zu gehen, den Kontakt zu sich selbst, zu den eigenen Wünschen, Bedürfnissen und Gefühlen verloren zu haben, ist heutzutage leider keine Seltenheit. Das Leben fordert sehr viel vom Einzelnen und wird häufig als purer Stress erlebt.

Diese dauerhafte Entfremdung und Überbelastung lösen Müdigkeit bis hin zu Erschöpfungszuständen aus, fördern Nervosität und psychische Un- ruhe, Schlaflosigkeit und in der Folge sowohl körperliche als auch emotionale Spannungszustände. Auf Dauer können ernsthafte Krankheiten und das Gefühl der Sinnlosigkeit weitreichende Beein- trächtigungen auslösen.

Haben Sie Ihr Leben in der Hand?

Dabei sind wir keineswegs so fremdbestimmt, wie wir vielleicht meinen. Denn wenn wir genau und ehrlich hinsehen, dann ist es unsere eigene und selbst gewählte Lebensgestaltung, durch die wir Stress erleben. Auch wenn uns der Gedanke im ersten Moment kränkend oder auch ärgerlich vorkommen mag: Unsere Lebensgestaltung und auch eine gefühlte Ohnmacht hinsichtlich dieser ist selbst gewählt. Wir – und niemand sonst – haben heute Morgen und im Laufe des Tages entschieden, wie unser Tag aussieht, haben bis ins kleinste Detail seinen Verlauf beeinflusst, selbst wenn wir dies nicht bewusst getan haben, sondern irgendeiner Routine folgen. Doch auch diese ist selbst gewählt.

Jeder von uns hat in jedem Moment des Tages immer wieder die Wahl, ob ihn etwas nervt oder zum Staunen bringt, ob er etwas als belastend oder interessant erlebt, als unnötig und unangenehm oder als freudig, ob er sich mehr aufhalsen lässt oder ob er etwas ablehnt, ob er neue Aufgaben mit Freude annimmt und als Herausforderung sieht oder Lästiges frustriert erledigt.

Unser Umfeld und viele Umstände können wir in der Regel nicht verändern, wir haben aber hundertprozentig in der

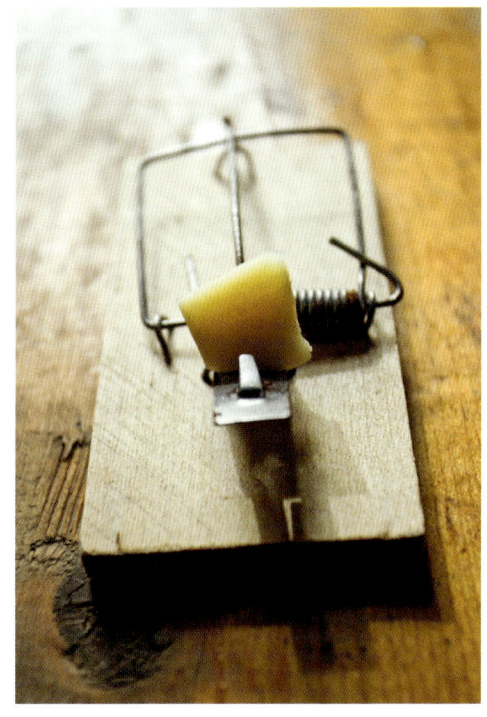

Schärfen Sie Ihre Wahrnehmung für „Essensfallen" und lernen Sie, was Ihnen guttut.

Hand, wie wir darauf reagieren und welche Gefühle wir dabei erleben. Sie sehen schon, wohin diese Überlegungen führen: Selbst Gewähltes lässt sich zu jedem Zeitpunkt verändern!

Aber welche Rolle spielt hier die Achtsamkeit? Häufig genug sind wir so daran gewöhnt, mit Stress zu leben und Kompromisse einzugehen, die uns nicht guttun, dass wir die innere Aufregung, die dadurch verursacht wird, gar nicht mehr wahrnehmen. Wir sind so an die stetige Dosis Stress gewöhnt und in gewisser Hinsicht abgestumpft und passiv, dass wir die damit verbundenen

Gefühle und die Auswirkungen auf Körper, Geist und Seele nicht mehr spüren und uns auf diese Weise weit von uns selbst entfernt haben.

Es gibt jedoch Möglichkeiten und Methoden, die uns helfen, wieder zurückzufinden in „unsere Mitte" und gelassen zu werden, und die uns letzten Endes auch wieder Energie verleihen. Sich selbst als kraftvoll und als handlungskompetent zu erfahren ist wichtig, um das eigene Leben gestalten zu können. Jenseits aller Programme, die gerade dafür in Mode sind, kommt es im Kern immer darauf an, auf sich zu achten, die Achtsamkeit für sich selbst zu stärken, in sich hineinzuhorchen und hineinzuspüren:

- ☙ Was ist mir wichtig, was und wer tut mir gut?
- ☙ Wie nähre ich mich körperlich, seelisch und geistig so, dass es mir auch wirklich guttut?
- ☙ Wie kann ich meine Einstellungen verändern, damit ich weniger Energie vergeude?
- ☙ Wie erhole ich mich am besten?
- ☙ Sind meine Ruhe- und Schlafzeiten ausreichend und von guter Qualität?
- ☙ Gönne ich mir auch kleine Auszeiten zwischendurch, in denen ich Kraft schöpfe?

- ☙ Welche Dinge machen mir Freude und wie schaffe ich es, die Glücksmomente in meinem Leben zu mehren?

Während Sie diese Zeilen lesen, geschieht bereits etwas Wunderbares. Sie schärfen Ihre Wahrnehmung dafür, was Ihnen guttut. Alles, was nicht gut für Sie ist, gilt es von diesem Moment an auf ein Mindestmaß zu reduzieren oder ganz aus dem eigenen Lebensprogramm zu streichen. Natürlich gibt es immer wieder Dinge und Aufgaben, die uns Kraft kosten und die trotzdem getan oder erledigt werden müssen. Auch lässt sich Stress nicht vollständig aus dem Leben streichen.

Aber überprüfen Sie immer wieder, was es notwendig macht, bestimmte berufliche oder private stressreiche Aktivitäten, Kontakte zu anderen Menschen etc. beizubehalten – und konzentrieren Sie sich auf die positive Seite dabei. Das ist möglich, denn alle Menschen und Dinge lassen sich von mindestens zwei Seiten her betrachten.

Jedes Ding hat drei Seiten:
eine positive, eine negative und
eine komische.

Karl Valentin

Und ganz wichtig: Ziehen Sie sich zwischendurch immer wieder zurück, um sich auf sich zu besinnen und sich eine kleine Auszeit zu nehmen. Sie werden in diesem Buch zahlreiche einfache Übungen aus der japanischen Zen-Tradition finden, die Sie ganz einfach wieder ins Hier und Jetzt bringen und damit einen Schritt aus jeder Stresssituation hinaus machen lassen.

Der Stress und die Figur

Stress hat vielfältige Auswirkungen auch auf unsere Figur. Wir sind „Stress-Esser", „Frust-Esser", „Convenience-Esser", „Bequemlichkeits-Esser", „Emotions-Esser" und so weiter. Doch worin bestehen die Zusammenhänge zwischen Stress-Essen und Körpergewicht wirklich?

Warum Stress hungrig macht

Jeder kennt den Begriff Nervennahrung. Studenten, die sich vor einer Prüfung besonders fokussieren müssen, Manager am Ende eines langen Tages, Mütter mit kleinen Kindern, die sie um den Schlaf bringen. Essen oder Trinken – meist in Form von Schokolade, Latte macchiato, Eiscreme, Gebäck, Gummibärchen, schnellen Snacks, die reich an Eiweiß und Fetten sind (Burger, Wurstsemmeln & Co.), Bier und Wein, Limo und Cola – helfen dann dabei, Leib und Seele wieder zusammenzubringen, mit leider oft verheerenden Folgen für die Figur. Doch warum macht Stress eigentlich hungrig? Jedes Mal, wenn wir eine anstrengende Situation erleben, tritt unser Stresshormon-System auf den Plan. Eines der ersten Anzeichen ist die erhöhte Produktion von CRH (Corticotropin-freisetzendes Hormon) im limbischen System unseres Gehirns. Dieses Areal ist einer der evolutionsgeschichtlich ältesten Hirnteile überhaupt und steuert unsere Gefühle – und damit einen Großteil unserer Entscheidungen, die wir ständig treffen.

Das Alarmhormon wird durch positive wie durch negative Gefühle angeregt. Der Unterschied: Bei negativen Emotionen, die entstehen, weil wir beispielsweise Angst haben oder unter Druck stehen, löst CRH die Ausschüttung des Stresshormons Cortisol aus. Gelangt dieses ins Blut, ist unser Körper in Sekundenschnelle darauf gepolt, hellwach zu sein. Zusätzlich wird Acetylcholin freigesetzt, das wiederum die Ausschüttung von Adrenalin und Noradrenalin auslöst. Acetylcholin ist ein Neurotransmitter, der zwischen Nerven und Muskeln für die Erregungsübertragung sorgt. Durch die Notfallhormone, die er auslöst, wird der Körper in Situationen, die uns belasten – Termindruck, eine schlaflose Nacht, ein aggressiver Chef, mobbende Kollegen, ein gereizter Partner etc. – in Alarmbereitschaft versetzt. Der Grund: ein urzeitliches Programm, das tief in unseren Genen verankert ist. In früheren Zeiten kam es in lebensgefährlichen Situationen zu einer von Stressforschern sogenannten „Kampf-oder-Flucht-Reaktion" (engl. fight or flight). Das heißt, der Körper wurde in Sekundenschnelle angesichts des vielzitierten Säbelzahntigers oder eines anderen Angreifers in den Kampf- oder Flucht-Modus versetzt.

Würde uns heute ein Tiger angreifen, wir würden darauf genauso reagieren wie unsere Vorfahren auf den Säbelzahntiger: Mit der sogenannten „fight-or-flight"-Reaktion.

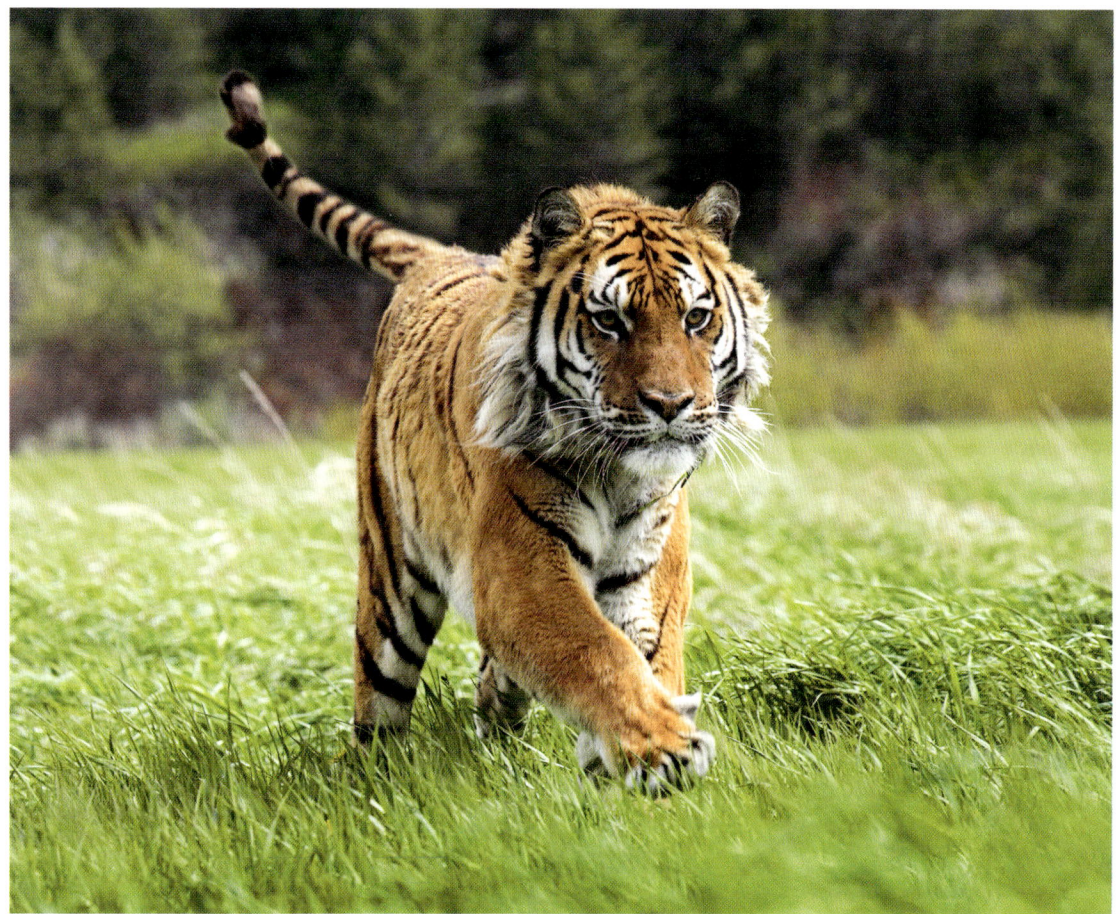

Nur in uns unterscheidet sich
das Gestern vom Morgen.
Zen-Weisheit

Dabei kommen verschiedene Prozesse im Körper in Gang. Der Puls erhöht sich, der Blutdruck steigt, wodurch die Muskeln besser durchblutet werden. Außerdem mobilisiert Adrenalin die Freisetzung von Speicherzucker aus Muskeln und Leber und bringt die Fettfreisetzung in Gang. Jetzt stehen uns alle Reserven für die bestmögliche Reaktion zur Verfügung: Wir können zum Angriff übergehen oder die Beine in die Hand nehmen. Im Gehirn findet in der Zwischenzeit ein Dauerfeuer an Impulsen zwischen den Nervenzellen statt, die unsere Sinne hellwach halten. Sogenannte Neurotransmitter aus Eiweiß wie Dopamin (das Belohnungshormon), Serotonin (das Glückshormon) sowie auch Adrenalin und Noradrenalin werden dabei ausgeschüttet. Wenn sich die auf diese Weise gestaute Energie nun beispielsweise durch Bewegung (Angriff oder Flucht – oder auch Hüpfen, Laufen oder 20 Liegestütze) entlädt oder ihr durch eine gezielte Entspannungsreaktion entgegengesteuert wird (Qi Gong, eine Atemübung, eine Meditation, eine Zen-Übung), baut sich die Stressreaktion auf natürliche Weise ab.

Hört der Stress hingegen nicht auf, verbrauchen sich die Transmitter und das Gehirn versucht, die Situation wieder ins Lot zu bringen, indem es Heißhungerattacken auslöst. Und die fordern als Erstes Eiweiß und Kohlenhydrate (z. B. in Form eines Burgers in einem Brötchen und einer halben Tafel Schokolade danach). Denn die Bausteine der verbrauchten Transmitter bestehen aus Eiweiß. Der Zucker aus den Kohlenhydraten wiederum wird dafür gebraucht, dass die Bauchspeicheldrüse mehr von dem Schlüsselhormon Insulin produziert, das die Eiweißvorstufen ins Gehirn zu schleusen hilft, wo dann Glücks- und Belohnungshormone hergestellt werden. Die Stimmung steigt also trotz Stress und man fühlt sich wieder besser oder zumindest getröstet.

Das Problem ist, dass wir bei dieser Art von Stressbewältigung kaum Energie verbrauchen, aber das Bedürfnis, die Reserven wieder aufzufüllen, unverändert stark ist. Zudem werden Fett und Zucker unter Stress nur mangelhaft in Energie umgewandelt und stattdessen in den Depots im Bauch oder auf den Hüften verstaut.

Stress-Essen – typisch weiblich?

Frauen neigen weit mehr zum Stress-Essen als Männer. Es gibt tatsächlich unterschiedliche geschlechtsspezifische Stressbewältigungsmuster. Und es gibt gleich mehrere körperliche Faktoren, die bewirken, dass Frauen leichter Fett speichern und häufiger unter Heißhungerattacken leiden. Es ist auch wissenschaftlich nachgewiesen, dass Frauen, die in der Kindheit ein traumatisches Erlebnis durchlitten haben oder aus anderen Gründen eine schwierige Kindheit hatten, und Frauen, die im jetzigen Leben unter Dauerstress durch Doppel- oder Dreifachbelastung, Scheidung oder Beziehungsquerelen leiden, häufiger dazu neigen, ihren Stress mit Essen zu kompensieren.

Doch betrachten wir zuerst die generellen weiblichen und männlichen Stressbewältigungsstrategien. Während Männer in Stresssituationen dazu neigen, nach außen zu agieren, vielleicht mit aggressiven oder lauten Impulsen, und sich deshalb im zivilisierten Leben auch häufiger beim Sport austoben, haben Frauen eher die Tendenz, nach innen zu gehen, still zu leiden, weniger oder gar nicht über ihre Sorgen oder ihren Ärger zu reden, die Schwierigkeiten herunterzuspielen, also ihren Stress im übertragenen Sinne „hinunterzuschlucken". Auf eine kurze Formel gebracht: Frauen halten mehr aus und Männer toben sich aus. Dabei ist die männliche aktivere Art, mit Stress umzugehen, definitiv die gesündere – auch wenn sie die Männer nicht unbedingt in ihre Mitte führt.

Nun kommen wir zu den körperlichen, hormonellen Einflüssen. Für die meisten Frauen sind die permanenten hormonellen Veränderungen, die sie ab dem Eintritt in die Pubertät ein Leben lang begleiten, nicht leicht zu meistern. Durch das ständige monatliche Auf und Ab der Hormone inklusive Stimmungsschwankungen, während einer Schwangerschaft und in den Wechseljahren sowie nach der Menopause ist es fast für jede Frau eine große Herausforderung, über Jahrzehnte hinweg schlank zu bleiben. Das schaffen nur wenige.

DAS INDIVIDUELLE STRESSPROFIL

Es lohnt sich, hier genau hinzusehen und die eigenen Muster zu überprüfen, die man im Laufe des Lebens „angesammelt" hat, um stressige Lebenssituationen und Dauerstress zu kompensieren. Auch wenn es wissenschaftliche Nachweise dafür gibt, dass Frauen und Männer zu unterschiedlichen Stressbewältigungsstrategien neigen, sollten wir alle unser individuelles Muster ganz genau unter die Lupe nehmen. Jeder Mensch hat seine eigene Art und Weise der Reaktion auf Spannungssituationen entwickelt. Manche können nach viel Stress gar nichts mehr essen – nicht einmal mehr ein kleines Gürkchen, andere können innerhalb von fünf Minuten zwei Tafeln Schokolade verputzen, wieder andere brauchen ein großes Stück Fleisch. Manche sind von klein auf an häufige Zwischenmahlzeiten auch in Form von Süßigkeiten gewöhnt, die der Körper dann regelmäßig einfordert. Manche vergessen das Essen und Trinken schlicht und einfach, wenn sie sehr konzentriert sind – später meldet sich der Hunger mit aller Macht und sie stopfen große Mengen in sich hinein.

Unser Körper möchte nicht hungern, deshalb fordert er die vermisste Nahrungszufuhr zurück – manchmal leider doppelt. Die Stressprofile können sich mit der jeweiligen Lebensphase und den Lebensumständen verändern. In jedem Fall ist es lohnend sich anzusehen, welche Form von Essensritualen Sie als Kind kennengelernt haben, wie in der Familie belohnt und getadelt wurde, welchen Stellenwert das Essen generell hatte (siehe auch Seite 13). Ein weiterer Schritt in Sachen Achtsamkeit beinhaltet also, sich selbst ganz genau zu beobachten, wie und von was man sich in Stresssituationen „nährt". Hilfreich kann hier auch ein Ernährungstagebuch sein (siehe auch Seite 56).

Welche Frau kennt es nicht, zu manchen Zeiten im Zyklus Heißhunger auf bestimmte Nahrungsmittel zu haben! Und welche Frau kennt, wenn die Stimmung völlig im Keller ist, nicht den Wunsch, sich „wenigstens noch etwas Gutes zu tun" – natürlich in Form eines leckeren Happens (Schokolade beispielsweise)! Wir wollen an dieser Stelle gar nicht weiter vertiefen, wie schwer es ist, nach einer Schwangerschaft wieder zur Figur von früher zurückzufinden oder während der Wechseljahre nicht rasant zuzunehmen.

Betrachten wir auch hier wieder die menschliche Evolution, so ist es durchaus sehr sinnvoll, dass Frauen schneller und mehr Fett speichern als Männer: Die Männer mussten jagen, und das geht natürlich mit dickem Bauch wesentlich schlechter. Frauen hingegen mussten auch in Zeiten von Mangelernährung Babys austragen und gleichzeitig ihre Kleinsten ernähren können. Mithilfe guter Fettreserven können solche Hungerzeiten länger überbrückt werden und die Wahrscheinlichkeit, dass die Kleinsten ausreichend Milch bekommen, erhöht die Überlebenschance und damit die Erhaltung der Art.

Burnout und Boreout

Ob wir nun dauerhaft überfordert oder unterfordert sind oder uns langweilen – es sind unangenehme Gemütszustände, die nach Veränderung oder Ausgleich verlangen. Alle diese Situationen beeinflussen unser Essverhalten stark und man neigt dann zu einer eher ungesunden Ernährungsweise. Diese ist aber ein weiterer Stressfaktor für Körper und Geist. Nicht umsonst gehört die Ernährung in allen ganzheitlich orientierten Heilsystemen wie auch der Traditionellen Chinesischen Medizin (TCM) zu den wichtigsten Therapieformen. Falsches Essen mit ungünstigen Nährstoffkombinationen allein führt zwar noch nicht zum Burnout, belastet aber den gesamten Organismus.

Durch die Zufuhr von Giften, Schwerverdaulichem, schlechten Fetten und zu vielen Kohlenhydraten (Zucker und Stärke) vermehren wir den Stress unseres Körpers. Unsere inneren Organe müssen mehr leisten, als ihnen auf Dauer guttut, und obendrein legen wir uns schlechte Angewohnheiten zu, die gar nicht so leicht wieder abzuschütteln sind, da wir Menschen nun einmal Gewohnheitstiere sind. Gesunde Ernährung und das Gefühl dafür, welches Essen einem guttut, sind immer wichtig, und ganz besonders, wenn wir einen stressigen Alltag erleben, sei es aus Über- oder Unterforderung oder aus Langeweile.

Burnout

Von Burnout reden wir, wenn ein Mensch auf Grund lang andauernder Überforderung seine Leistungsfähigkeit verliert. Dauerhafter Stress, das Gefühl, gehetzt zu sein, ständig zu viel zu tun zu haben, Dinge nicht sorgfältig genug erledigen zu können, Mehrfachbelastung, Zeitstrukturen, die nicht unserem Biorhythmus entsprechen – all das und manches mehr kann auf Dauer zu Burnout und dem Verlust der eigenen Mitte führen. Menschen, die unter starkem Stress stehen, weil sie zu viel um die Ohren haben, essen häufig zu hektisch, nehmen sich keine Zeit zum Einkaufen und zum Kochen. Manche verlieren jeglichen Appetit, andere essen unregelmäßig, zu viel und meistens ungesund. Man entscheidet sich für ein belegtes Brot nebenbei, eine schnelle Pizza, einen Hamburger, eine Tafel Schokolade, eine Tüte Chips oder ein Fertiggericht aus der Dose – Fastfood eben. Der Teufelskreis nimmt seinen Lauf und wir schwächen unseren Körper zusätzlich, weil wir uns nicht vitalstoffreich ernähren. Mit der Zeit sinkt die Leistungsfähigkeit, die Fettzellen mehren sich und blähen sich auf und die Stresssymptome verstärken sich. Um am Abend überhaupt noch abschalten zu können, kommt dann noch das eine oder andere Gläschen Wein oder ein anderer vermeintlicher „Tröster" hinzu. Diese Teufelsspirale kann im Burnout enden, wenn wir nicht rechtzeitig gegensteuern.

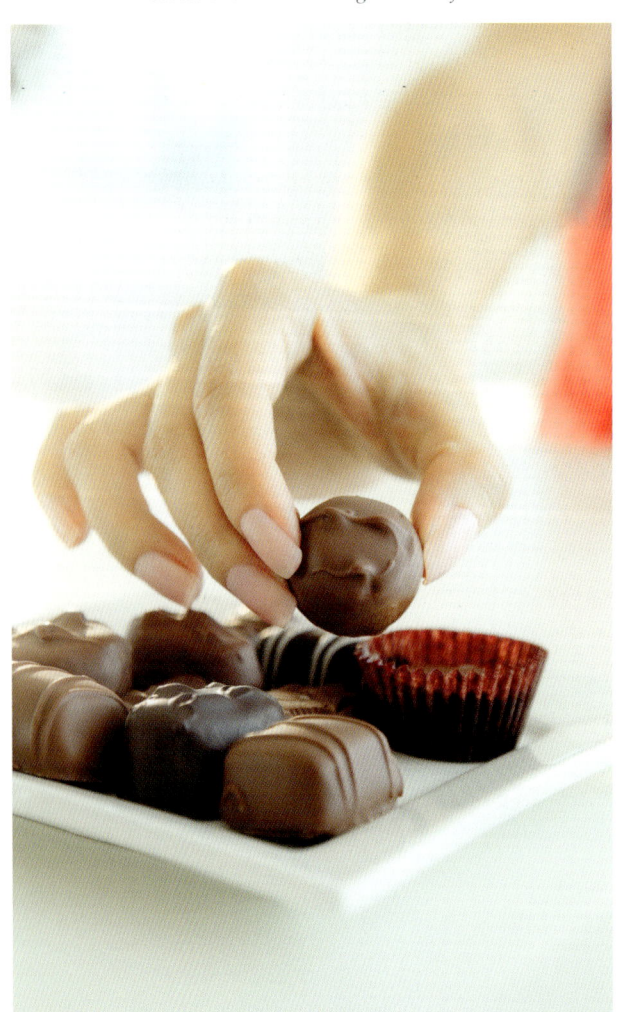

Nichts gegen zartschmelzende Pralinen – solange wir damit nicht gegen unseren Stress oder unsere Langeweile anfuttern.

Langeweile

Kennen Sie das: Sie essen, weil Ihnen langweilig ist? Sie haben keinen Hunger und naschen einfach nur, weil Sie nichts anderes zu tun haben. Dann werden Pralinen, Gummibärchen, Chips, Flips und andere Lieblingssnacks und -speisen vertilgt. Möglicherweise ist das Verlangen nach Essen eine Ersatzbefriedigung, weil Sie Ihr Leben als unausgefüllt und unausgeglichen erleben oder weil Ihnen Zuwendung und Liebe fehlen? Bei einer Umfrage der DAK (Deutsche Angestellten Krankenkasse) gaben 25 Prozent der Befragten an, dass sie gelegentlich aus Langeweile essen und nicht, weil sie hungrig sind. Das ist jeder Vierte! Wenn Sie zu dieser Gruppe Menschen gehören, ist es sicherlich schon mal beruhigend zu wissen, dass Sie mit diesem Verhaltensmuster nicht alleine sind. Viele andere haben das gleiche Problem. Um dieses Muster verändern zu können, ist es wichtig, in sich zu gehen und die (bisher) versteckte Motivation dafür zu entdecken. Hilfreich dazu ist das Ernährungstagebuch auf Seite 56.

Boreout

„Boreout" ist das Gegenteil von „Burnout". Trotzdem ist Unterforderung auf Dauer genauso stressig wie Überforderung. Überfordertsein ist mittlerweile in unserer Arbeitswelt nahezu normal, gilt häufig sogar als bewundernswert. Die wenigsten Menschen hängen es dagegen an die große Glocke, wenn sie unterfordert mit ihrer Arbeit sind, denn dafür bekommt man keine Anerkennung. Untersuchungen sprechen davon, dass etwa 30 Prozent aller Arbeitnehmer unterfordert sind – das ist eine beträchtliche Anzahl. Dabei ist man dauerhaft unzufrieden und damit gestresst, auch wenn man eigentlich gelangweilt ist. Dazu kommt der Stress, seine Unterforderung vor den Kollegen und dem Chef verbergen zu müssen – wer zu wenig zu tun hat, läuft Gefahr, als faul oder wenig leistungsstark abgestempelt zu werden oder unliebsame Aufgaben von anderen aufgedrückt zu bekommen.

Die ersten Symptome des Boreout sind andauernde Müdigkeit, Lustlosigkeit, Gereiztheit, Demotivation, allgemeine Unzufriedenheit, Frust-Essen und -Trinken. Irgendwann folgen – je nach Konstitutionstyp – körperliche Symptome.

AUCH SCHLAFMANGEL MACHT DICK

Gemeinhin wird angenommen, dass Schlafmangel auf Dauer körperlich auszehrt und somit schlank macht. Das stimmt ganz und gar nicht, im Gegenteil, zu wenig Schlaf fördert das Übergewicht! Bei Menschen, die entgegen den natur-gegebenen biologischen Rhythmen leben, – das sind die Rhythmen, die unsere innere Uhr vorgibt und die dafür sorgen, dass die Hormone und Botenstoffe zu bestimmten Tages- und Nachtzeiten ausgeschüttet werden, sodass unsere Energien ungehindert fließen können –, kann ein fehlender Schlafrhythmus oder zu wenig Schlaf für Figurprobleme sorgen. Das betrifft aber auch Menschen, die unter einer zu hohen Stressbelastung leiden, junge Eltern oder Frauen in den Wechseljahren, die nicht mehr richtig durchschlafen. Das Wachbleiben entgegen dem natürlichen Rhythmus bedingt, dass vermehrt Stresshormone ausgeschüttet werden und man sich schnell wieder im altbekannten „Speichermodus" befindet. Ein achtsamer Tagesrhythmus mit klaren Strukturen – zum Beispiel durch regel-mäßige Aufwach- und Schlafenszeiten sowie regelmäßige Mahlzeiten, ausrei-chend Bewegung und Entspannungs- und Besinnungszeiten – hilft, die Nacht ruhiger und entspannender zu gestalten. Auch ein kurzer Tagschlaf zwischen-durch – in Japan übrigens eine Selbstverständlichkeit, die einem im Alltag dort (z. B. in der U-Bahn) ständig begegnet – ist hilfreich, um die Konzentrations- und Leistungsfähigkeit zu bewahren. Mit gutem, ausreichendem Schlaf erhalten wir nicht nur den Fluss der Energie und damit unsere Gesundheit und Leistungs-fähigkeit, sondern letztendlich auch die Figur.

Als Reaktion der Seele auf dieses Ungleichgewicht ist eine Depression keine Seltenheit, denn schließlich fühlt man sich über längere Zeit unnütz, bekommt wenig oder keine Anerken-nung von anderen oder – was noch schlimmer ist – man verliert die Ach-tung vor sich selbst.

Das Prinzip Belohnung

Wenn wir Stress haben, denken wir oft schon lange bevor die Stresssituation beendet ist, darüber nach, wie wir uns belohnen können („Wenn ich die Steuer gemacht habe, dann gehe ich zu meinem Lieblingsitaliener." Oder: „Wenn die Kinder heute im Bett sind, habe ich mir ein Glas Prosecco verdient.")· Das Leistungs- Belohnungs-Prinzip haben wir von Kindesbeinen an gelernt. Wir bekamen als Baby das Fläschchen, damit wir aufhörten zu weinen, später gab's Geld, um uns ein Eis kaufen zu können, oder auch schon mal unser Lieblingsessen, wenn wir etwas von den Eltern Erwünschtes getan hatten, ein Ziel erreicht oder ein bestimmtes Verhalten gezeigt hatten. Zugleich entspricht dieses gelernte Muster einem natürlichen universellen Prinzip: Auf Anspannung erfolgt Entspannung.

Und Essen ist für die meisten Menschen gekoppelt mit Attributen wie: angenehm, umsorgt sein, Lustgewinn, Vergnügen. Damit ist es natürlich ein geeignetes Mittel für die wohlverdiente Entspannung. Besonders hoch in der Gunst bei allen, die sich gerne belohnen möchten, stehen Speisen, die süß schmecken und viel Fett enthalten. Aufgrund unserer Evolutionshistorie hat das ja auch einen Sinn, denn um Stress zu überstehen, braucht man möglichst viel Brennstoff. Nur müssen wir heutzutage eher selten um unser Leben rennen…

Gut gemacht! Als Belohnung gibt es ein Stückchen Schokolade – oder eine Tafel?!

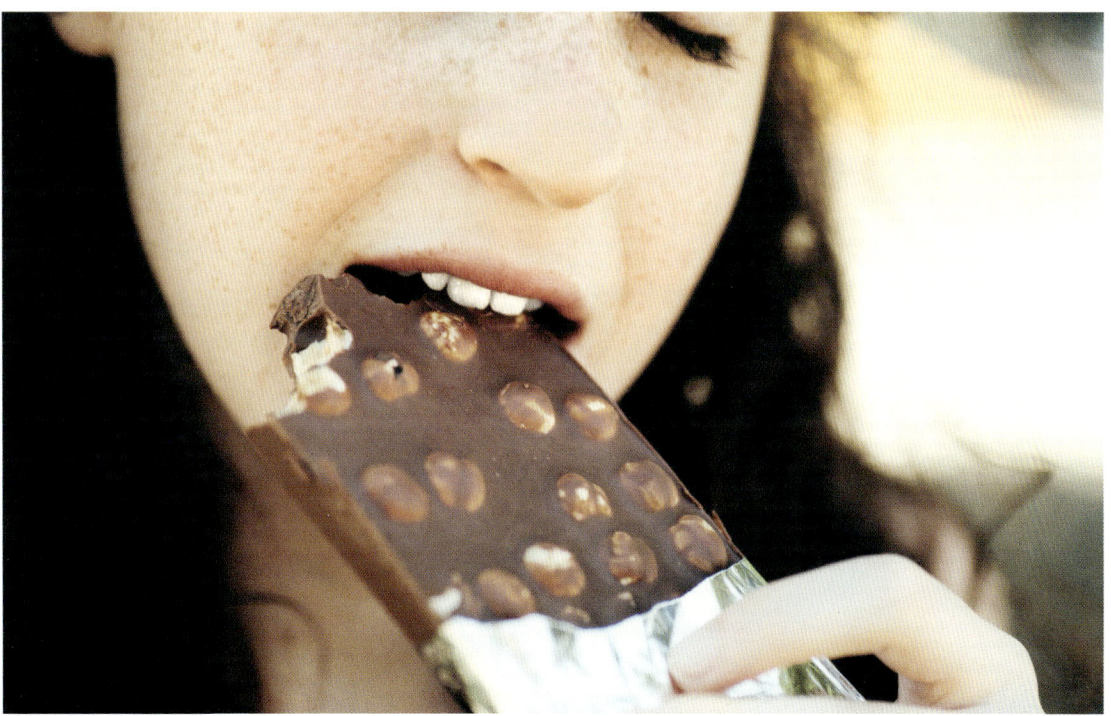

Unangenehme Gefühle
mit Essen wegfuttern

Diese Situationen kennen die meisten: wenn es unangenehm wird, wir uns geärgert haben über einen Kunden, den Chef, die Kollegin, die unfreundliche Verkäuferin, die Kinder, die sich streiten, wenn wir im Stau stehen … dann greifen wir gerne zu Essen. Am besten wirken in solchen Situationen Naschereien oder Snacks, die möglichst fettig oder süß sind. Unser Körper sehnt sich förmlich nach viel Energie, und die wird ihm am schnellsten durch Fett und Zucker geliefert. Das ist ein völlig natürlicher Prozess, aber das Ganze läuft immer auf dasselbe hinaus: Wir müssen diese instinktiven Prozesse kontrollieren, wenn wir nicht jeden Tag zum Ausgleich exzessiven Sport machen können oder wollen. Finden Sie Ihre Gewohnheiten heraus. Haben Sie vielleicht ein Fach mit Süßigkeiten oder Snacks zu Hause oder eine Notfall-Schublade im Büro? Oder steht gar ein Bonbonglas auf dem Schreibtisch? Emotionale Esser greifen automatisch zu. Die beste Möglichkeit, um diese Gewohnheit zu durchbrechen: Schaffen Sie Ihre Notfallreserven ab und essen Sie anders.

Dann brauchen Sie die Reserven auf lange Sicht gar nicht mehr. Mit den Rezepten ab Seite 101 zeigen wir Ihnen, wie Sie einen gesunden, achtsamen Ernährungsrhythmus hinbekommen und gleichzeitig Ihre Sinne vollauf befriedigt werden. Kochen Sie sich einen Tee, den Sie mögen, und trinken ihn in einer bewussten Auszeit in kleinen Schlucken. Setzen Sie sich kurz hin und meditieren Sie. Führen Sie den Basisstand des Qi Gong durch (siehe Seite 72).

Wenn Sie sich Ihrer Automatismen entledigt haben, kommt der eigentlich entscheidende Punkt: achtsam werden für die Gefühle, die Sie zum Essen treiben! Sind Sie wütend, haben Sie Angst, sind Sie traurig? Werden Sie sich bewusst, in welchen Situationen Sie das Bedürfnis haben, ganz schnell und unbedingt Ihren spezifischen Seelentröster zu bekommen.

Welche Emotionen futtern Sie weg? Was schlucken Sie herunter?

Bewegung als Antistressmittel?

Für unsere Vorfahren war die Fähigkeit der Energiespeicherung ein hervorragender Lebensrettungsmechanismus – wer wusste schon, wann es die nächste richtige Mahlzeit gab oder wie lange der Winter oder eine Dürreperiode dauerte! Für unsere heutige zivilisierte Spezies wird dieser Mechanismus eher zum Verhängnis. Selbst wenn wir in einer Stresssituation wütend den Hörer aufs Telefon knallen, auf die Computertastatur einhacken oder zornig vom Schreibtisch aufspringen, werden die „Notfallhormone" nicht ausreichend abgebaut. Wenn sie sich nicht durch Bewegung oder gezielte Entspannung entladen können, kursieren sie weiter im Blut und belasten den Organismus und damit die Psyche. Man ist gereizt, niedergeschlagen oder frustriert. Solange insbesondere Cortisol in unserem System kreist, löst dies unter anderem Hungerattacken aus und sorgt so für immer besser gefüllte Fettspeicher, die dann noch unglücklicher und frustrierter machen. Deshalb gehören Stress und Bewegung sowie eine gezielte Entspannung durch acht-

sames Üben untrennbar zusammen: Wer viel Stress hat, tut gut daran, sich regelmäßig beides zu gönnen. Bewegung und Entspannung führen langfristig zu einer wacheren Selbstwahrnehmung und einem besseren Körpergefühl.

Regelmäßige Bewegungs- und Entspannungseinheiten bauen Stresshormone ab und verhelfen uns langfristig zu einem „leichteren" Leben.

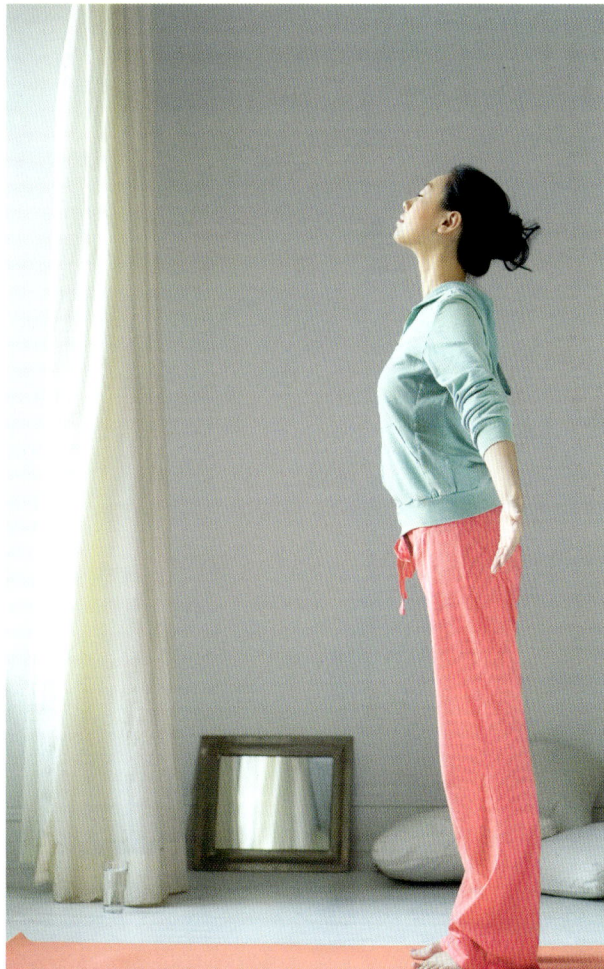

EIN ERNÄHRUNGSTAGEBUCH ANLEGEN

Notieren Sie eine Woche lang, was Sie den ganzen Tag über essen und trinken. Schreiben Sie auch auf, in welchem emotionalen Zustand Sie zu einem Snack greifen, wann Sie Fleisch essen und wie viel, und wie viel Süßes im Laufe des Tages zusammenkommt. In dem Moment, in dem Sie sich diesen Zusammenhang bewusst machen, können Sie schon eine Verhaltensänderung anbahnen, wenn Sie möchten; gleichzeitig sind Sie achtsamer sich selbst gegenüber. Eine Seite in Ihrem Ernährungstagebuch kann folgendermaßen aussehen:

ERNÄHRUNGSTAGEBUCH   Datum: _____

Zwischenmahlzeiten und Süßigkeiten auch aufführen. Jeden Schokoriegel und jedes Getränk, das Kalorien beinhaltet (auch Säfte und Schorlen), sollten Sie bitte aufschreiben.

✿ FRÜHSTÜCK   Wann? _____

Was gegessen? _____

_____

Wie viel? _____

Wie zubereitet? _____

Wie geht es mir vorher/nachher? _____

_____

✿ ZWISCHENMAHLZEIT   Wann? _____

Was gegessen? _____

_____

Wie viel? _____

Wie zubereitet? _____

Wie geht es mir vorher/nachher? _____

_____

✿ MITTAGESSEN   *Wann?* _____

Was gegessen? _____

_____

Wie viel? _____

Wie zubereitet? _____

Wie geht es mir vorher/nachher? _____

_____

✿ ZWISCHENMAHLZEIT   *Wann?* _____

Was gegessen? _____

_____

Wie viel? _____

Wie zubereitet? _____

Wie geht es mir vorher/nachher? _____

_____

✿ ABENDESSEN   *Wann?* _____

Was gegessen? _____

_____

Wie viel? _____

Wie zubereitet? _____

Wie geht es mir vorher/nachher? _____

_____

Alles, was entlastet, ist gut

Dauerstress hat viele unangenehme Folgen. Eine der schleichenden Konsequenzen von Dauerbelastung ist eine langsame, aber stetige Gewichtszunahme. Menschen mit Normalgewicht sowie dünnen Menschen gelingt es entweder durch einen gezielten Lebensstil – im besten Fall ausbalanciert durch eine ausgewogene Ernährung sowie Bewegungs- und Ruhezeiten, die den individuellen Bedürfnissen entsprechen und den Stress gut in Schach halten –, ihre gute Figur zu halten. Manchmal aber „achten" diese Menschen extrem stark auf ihr Gewicht und halten es nur, indem sie sich dafür kasteien. Ein solches Verhalten hat trotz einer noch so guten Figur jedoch nichts mit Achtsamkeit und Balance zu tun, sondern verursacht zusätzlichen Stress.

Dass Entspannung bei Überlastung guttut, ist nachvollziehbar. Warum aber nun Bewegung? Ganz einfach: Auch das steckt tief in unseren Genen, um unseren Stoffwechsel in Gang zu halten und unsere Muskeln – die wichtigsten Verbündeten bei jeder Art von Fettverbrennung im Körper – zu erhalten. Der Mensch ist, seit er die Bühne der Welt betrat, dafür geschaffen, in der Natur zu leben und sich dort zu bewegen. Heute jedoch müssen wir uns im Gegensatz zu unseren jagenden und sammelnden Vorfahren kaum vom Fleck rühren, um an etwas Essbares zu gelangen.

Um für die notwendigen Bewegungseinheiten zu sorgen, die unseren Stoffwechsel gesund erhalten und gleichzeitig stressmindernd wirken, ist aktiver Sport aus westlicher Sicht sicher die beste Variante. Doch nicht jeder möchte joggen oder ist für Krafttraining oder Aerobic geeignet. Die gute Nachricht: Jede Form von Bewegung tut gut!

Suchen Sie gezielt nach Bewegungsmöglichkeiten, und zwar jeden Tag. Es gibt heutzutage eine Vielzahl von Kursangeboten, die dem Stressabbau dienen – von sanftem Yoga oder Tai-Chi und Qi Gong bis hin zu Lach-Yoga (ja, auch das wirkt „bewegend"). Wichtig ist, dass Sie etwas finden, was Ihnen Freude macht! Wenn Sie sich tagsüber schon auf Ihre sportliche Aktivität am Abend freuen können, hebt bereits die Vorfreude Ihre Laune und führt Sie so aus mancher Stressfalle.

BEWEGTER ALLTAG

„Non Exercise Activity Thermogenesis" heißt das Prinzip des bewegten Alltags in der Wissenschaft. Studien haben gezeigt, dass körperliche Aktivitäten, bei denen einem warm wird, für das Abnehmen sogar noch mehr bringen, als beispielsweise einmal pro Woche zu joggen. Jede körperliche Aktivität, die leicht anstrengt, bei der Sie aber nicht außer Atem geraten, sorgt dafür, dass der Körper mehr Fett verbrennt. Das Ganze sollte man aber nicht zu intensiv und sehr achtsam betreiben. Erst bei höheren Trainingsintensitäten wird die Energie fast ausschließlich aus Zucker bezogen. Fahren Sie also mit dem Rad anstatt mit dem Auto zur Arbeit. Nehmen Sie die Treppe anstatt den Aufzug oder gehen Sie zu Fuß einkaufen, anstatt im Internet zu bestellen. Jede Muskelaktivität, auch Haus- und Gartenarbeit, bringt Ihren Stoffwechsel in Balance. Wenn Sie diese Bewegungen auch noch mit der gebührenden Achtsamkeit durchführen, fällt jeder Stress unweigerlich von Ihnen ab.

Aus buddhistischer Sicht und Sicht der Traditionellen Chinesischen Medizin ist westlicher Sport ebenfalls ein Stressor, da es hier immer auch um Anstrengung und die Grenzen der persönlichen Belastbarkeit geht. Sport ohne Leistungsanspruch ist hier eher selten. Wir sehen das insofern liberal, als jeder das tun sollte, was ihn erfüllt und in seine Mitte bringt. Das kann bei einem Lauf durch die Natur durchaus geschehen. In diesem Buch jedoch werden wir Ihnen vor allem Empfehlungen für „therapeutische" Bewegungsformen geben. Diese stammen aus einem jahrtausendealten, vielfach erprobten und vom Buddhismus durchdrungenen Behandlungskanon.

Wenn die Energie eines Menschen mithilfe dieser Übungen aus dem Qi Gong (mehr dazu ab Seite 63) wieder ungehindert fließen kann, hilft das ganz anders als klassischer „Sport", Stress zu bewältigen und innere Ruhe und Ausgeglichenheit zu finden. Die Heilübungen schenken – so weiß es die Traditionelle Chinesische Medizin: „die Robustheit eines Holzfällers, den geistigen Frieden eines Weisen und die Gelenkigkeit eines Kleinkindes".

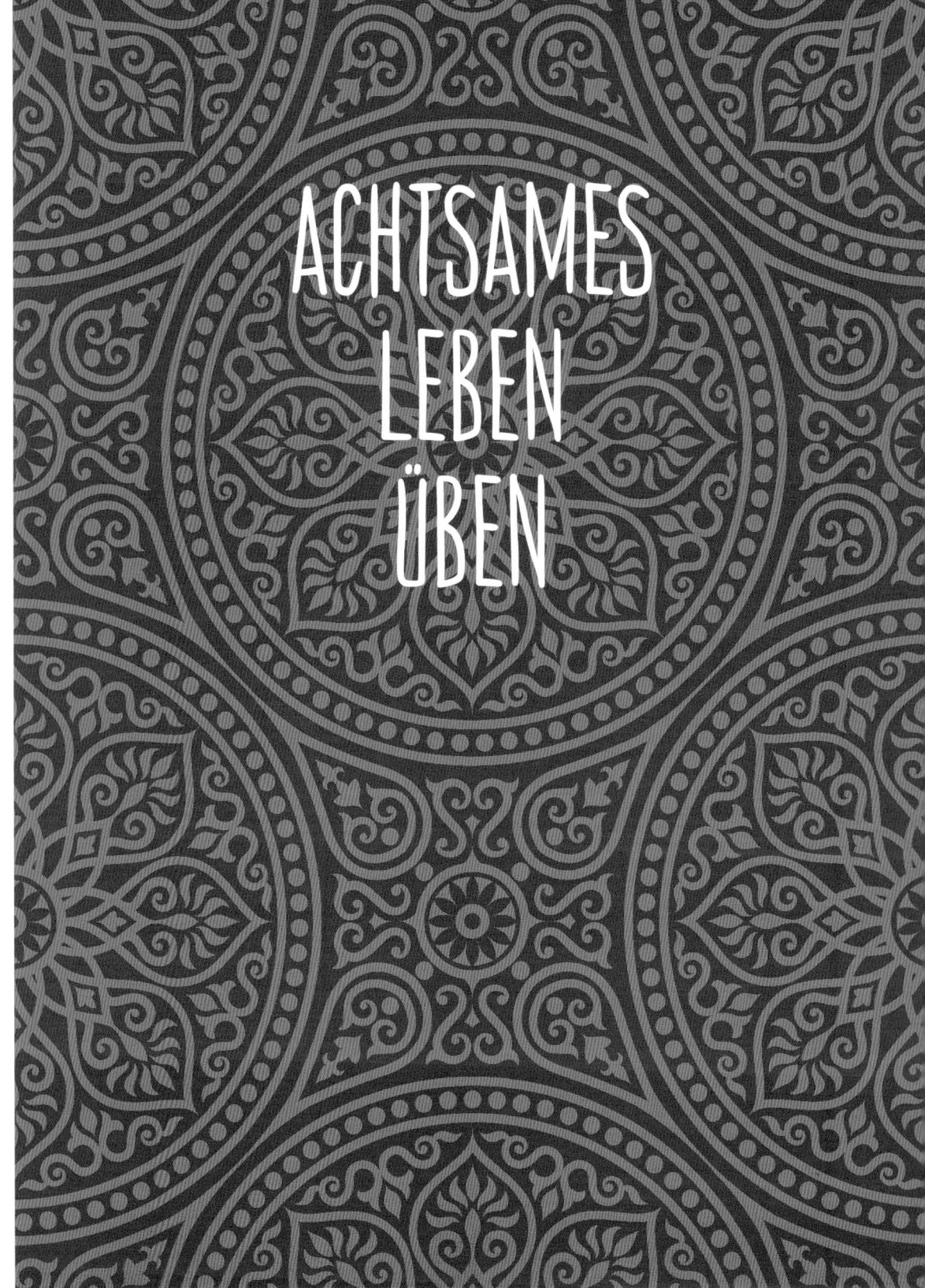

ACHTSAMES
LEBEN
ÜBEN

*Wenn Sie abneh-
men möchten,
sollten Sie damit
beginnen, wieder
zu sich selbst zu
finden. Wieder
in Ihre Mitte
kommen und
lernen, aus dieser
Ihrer Mitte heraus
zu leben.*

Mit der Zeit entsteht aus dieser inneren Haltung mehr Achtsamkeit, Bewusstheit und Wachheit im Moment des Lebens. Nicht nur für sich selbst und den eigenen Körper, sondern auch immer mehr für die anderen, die Sie fördern und verwöhnen können mit dem was Sie tun. Auf diesem Gedanken ist die Übungsreihe ab Seite 68 aufgebaut. So lernen Sie mit den ersten Übungen, wieder in Ihre Mitte zu finden. In Japan sagt man „Hara o tsu-kuru" – den Hara, die eigene Mitte, zu bauen, aufzubauen und dann ins alltägliche Tun einfließen zu lassen. Mit solch einer inneren und äußeren Achtsamkeit lernen Sie bewusst(er) zu leben.

Mit Achtsamkeit den Weg in seine Mitte finden

Mich mit mir selbst und meiner Umwelt wohlzufühlen und so auch mein gesundes Wohlfühlgewicht erlangen – das ist möglich, wenn man die Prinzipien der Achtsamkeit, die wir eingangs vorgestellt haben, als Grundlage nimmt. Ein achtsames Leben zu führen heißt zunächst sich klar zu werden, welche Bedürfnisse wirklich genährt werden müssen, um nicht nur im Hier und Jetzt, sondern auch in der eigenen Mitte anzukommen. Dabei handelt es sich nicht nur um Lebensmittel, die uns körperlich gut nähren, damit wir ein langes Leben bei guter Gesundheit führen können, sondern auch um immaterielle, spirituelle Lebens-Mittel. Denn je nachdem, was wir zu uns nehmen – dazu gehört auch jede Form von Reizen, Gedanken und Gefühlen –, fühlen wir uns energiegeladen oder matt, leicht oder beschwert, beschwingt oder niedergeschlagen. Alles, was wir in jedem Moment unseres Lebens über unsere fünf Sinne aufnehmen, gehört zu unserem „täglichen Brot". Wir müssen alle diese Eindrücke ebenso wie unser Frühstück oder unser Mittagessen verdauen und verarbeiten.

BUDDHAS LEHRE

Es ist sehr hilfreich, wenn man für sich erkennt, was für einen selbst und auch
für andere gut ist, und danach lebt. Folgen Sie dabei den Lehrreden Buddhas.
<u>Erste Lehrrede Buddhas:</u>
1. Glaube nicht an deinen Lehrer.
2. Glaube nicht, was in Büchern steht.
3. Glaube nicht, was Würdenträger („wichtige Menschen") tun.
4. Und glaube nicht, was viele Menschen tun, sondern gehe in dich
*   und erkenne, was für dich und andere gut ist – und lebe danach.*
Die Art und Weise, wie wir das erreichen, liegt in diesem Moment, und wir haben
jeden Moment die Chance, wieder neu zu beginnen. Der Weg der buddhistischen
Übung ist dabei mit liebevoller Strenge zu beschreiten. Das heißt, es braucht
schon eine gewisse Disziplin zum Üben und um auf dem Weg zu bleiben, viel-
leicht vergleichbar mit dem Bild des Zähmens eines Pferdes.

In der buddhistischen Weltsicht gehört das Essen ebenso wie die Kalligrafie, die Musik oder das Teezeremoniell zu den Künsten des Lebens: Künste, die zum einen das Erleben des Hier und Jetzt im Fokus haben und zugleich auch der Harmonisierung unserer Lebensenergie dienen. Beginnen Sie damit, Ihre Lebensenergie in Balance zu bringen, indem Sie gut für sich selbst sorgen. Mit den Übungen auf den folgenden Seiten wird das gewiss gelingen. Denn ein Wesenspunkt der Achtsamkeit ist, dass wir sie einfach in unser Leben einbeziehen können. Achtsam sind wir, wenn wir jeden Moment ganz leben. Und schon alleine sich diese Tatsache bewusst zu machen, ist ein kleiner und zugleich gewaltiger Schritt, um sich von unguten Gewohnheiten zu lösen und mit sich ins Reine zu kommen.

Bei allem, was wir tun, sind wir mal mehr, mal weniger aufmerksam und konzentriert – beim Zähneputzen, beim Sortieren unserer Steuerunterlagen oder in einem Gespräch. Das passiert einfach und ist auch nicht weiter schlimm. Achtsamkeit meint deshalb auch nicht die zufällige Aufmerksamkeit, sondern die bewusst herbeigeführte. Diese können Sie nach Belieben auf Ihren eigenen Körper, Ihre Gefühle oder Gedanken oder auch auf Menschen um Sie herum oder Ihre Umgebung richten.

Achtsamkeit kann immer und überall geübt werden

Bei den folgenden Übungen geht es außerdem darum, nicht zu werten. Lassen Sie das, was Sie beim Üben wahrnehmen, einfach so wie es ist – lehnen Sie es weder ab noch halten Sie daran fest. Auf diese Weise können Sie sehr wirksame Veränderungen herbeiführen: Sie erlangen mehr geistige und seelische Stärke und stillen Ihren Hunger – den körperlichen wie den seelischen – auf achtsame und liebevolle Weise. So füllen Sie innere Leerstellen und entwickeln gleichzeitig einen aufmerksamen und wertschätzenden Umgang mit sich selbst und mit anderen.

Wenn Sie die folgenden Übungen und Heilanwendungen aus der Traditionellen Chinesischen Medizin regelmäßig ausführen, wird es Ihnen zunehmend leichter fallen, sich in Ihrem Alltag auf das zu besinnen, was gerade wichtig ist, wonach Sie wirklich hungern. Und Sie werden sich immer weniger von stressigen, belastenden Situationen überwältigen lassen. Beenden Sie also den Kampf um Ihr (Wunsch-)Gewicht, indem Sie achtsam wählen, wie Sie jetzt in diesem Moment leben möchten. Machen Sie dazu eine einfache Atemübung, während Sie im Stau stehen, lassen Sie sich morgens von den Qi-Gong-Übungen auf Seite 76 inspirieren, um energiegeladen in den Tag zu starten oder gönnen Sie sich zwischendurch eine kurze Auszeit, machen Sie jeden Tag Ihre kleinen achtsamen Schritte zum Briefkasten mit einer Gehmeditation oder lassen Sie Ihre Augen sich ausruhen mit einem sanften Akupressur-Programm. So werden Sie sich bald verbundener mit allem fühlen, lebendiger und sich selbst und Ihrem Umfeld zugewandter. Lassen Sie sich von der Lebensfreude berühren, die in Ihnen geschlummert hat und sich nun freut, dass Sie sie wieder wecken. Durch achtsames Üben kommen Sie an die Quellen innerer Kraft, Freiheit, Freude und Ruhe. Der mühsame Kampf um Gewichte, die auf Ihnen lasten, kann nun aufhören. Halten Sie einfach inne und kommen Sie zur Ruhe. Das sind die Voraussetzungen für tiefgreifende Veränderungen im Inneren und Äußeren.

EIN ACHTSAM GELEBTER ALLTAG

Im Takt mit den natürlichen Rhythmen bleiben – das ist ein erster Schritt zu einem achtsam gelebten Alltag, der dem Stress weniger Raum lässt und dafür viel mehr Einheiten für Sie und Ihr Wohlbefinden beinhaltet. Ihr individueller Rhythmus ist der Taktgeber bei der Planung Ihres Alltags. Fühlen Sie in sich hinein, wann Ihnen welche Aktivitäten besonders leicht fallen und legen Sie dementsprechend Ihre Termine für Tagesaktivitäten, Arbeit, Sport, Mahlzeiten und Entspannung. Notieren Sie sich im Kalender oder Smartphone, wann Sie eine kleine Auszeit nehmen möchten. Hilfreich dazu ist auch die von Misayos Mann mitentwickelte kostenlose App bodhi-app.de. Ein buddhistischer Gong erinnert Sie daran, dass Sie sich zwei oder drei Minuten bewusst Zeit für sich nehmen sollen, um eine kleine Übung zu machen.

Wichtig ist, dass Sie die Zeiten nicht wesentlich variieren. Sie können je eine Auszeit morgens oder abends nehmen und – wenn möglich – auch zwei oder drei kurze Auszeiten im Laufe des Tages. Legen Sie die Zeiten fest, eine gute Tagesstruktur hilft dabei. Aber nehmen Sie sich für den Anfang nicht zu viel vor. Besser ist es, zunächst einmal nur kurze Übungszeiten einzuplanen und diese einzuhalten. Mit der Zeit können Sie dann längere Übungseinheiten machen.

Im Takt bleiben

Wer seine Tage generell nach einem regelmäßigen Rhythmus lebt, hält nicht nur seine körpereigene Bio-Uhr im Takt, auch Geist und Seele profitieren von dieser Regelmäßigkeit.

Die Natur hat es so eingerichtet, dass wir tagsüber etwa alle vier Stunden hungrig werden. Das haben Experimente mit Probanden in einem Bunker gezeigt:

In einem Raum unter der Erde errichteten Professor Jürgen Aschoff und seine Mitarbeiter vom Max-Planck-Institut für Verhaltensphysiologie in Erling-Andechs in den 1960er-Jahren ein besonderes Forschungslabor: Die Teilnehmer sollten hier eine Zeitlang völlig abgeschottet von der Außenwelt und von äußeren Zeitgebern wie Uhr, Tageslicht, festen Essens- oder Schlafenszeiten leben.

Diese berühmt gewordenen Experimente haben erwiesen, dass Menschen, die einige Zeit abgeschottet von Uhrzeit und Umwelt leben, trotz Lichtmangels ihren normalen Schlaf-Wach- und Ess-Rhythmus weitgehend beibehalten.
Genau in diesem chronobiologischen Rhythmus ist auch unser Verdauungssystem zu arbeiten bereit – übrigens auch, wenn wir das Bedürfnis ignorieren. Zu diesem Ergebnis kamen Schlafforscher ebenfalls nach der Durchführung von Bunkerexperimenten. Der Schlafforscher Prof. Jürgen Zulley von der Universität Regensburg bezeichnet es daher nicht umsonst als „kulturlos" und „antibiologisch", wenn man „das gepflegte Essen zu bestimmten Zeiten verachtet". Wenn Sie Ihren Speiseplan über den Tag qualitativ und zeitlich sinnvoll abstimmen, bleiben Sie nicht nur von morgens bis abends wach, energiedurchflutet und ausgeglichen, sondern schalten abends ganz automatisch um von Wachheit auf Ruhe und Regeneration. Lassen Sie sich dazu von den Rezepten ab Seite 101 inspirieren. Und indem Sie gut und sorgsam auf sich achten, wird die Leibesfülle, die sich mit der Zeit angesammelt hat, nach und nach verschwinden.

Qi Gong – „Pflege des Lebens"

Eine wunderbare Übung in Achtsamkeit und gleichzeitig eine ganz besondere Wohlfühleinheit für Körper, Geist und Seele ist Qi Gong. Wer diese aus China stammende Heilgymnastik regelmäßig praktiziert, tut viel für sein Wohlbefinden und seine Gesundheit. Mithilfe der stillen und bewegten Übungen kann es außerdem gelingen, besser auf sich zu achten, sein Wohlbefinden zu pflegen und Freude, Gelassenheit und tiefes inneres Erleben im Alltag zu erfahren.

MIT ALLEN SINNEN

Genießen Sie Ihre Auszeiten und Achtsamkeitsübungen, Mahlzeiten und Getränke. Alles, was Sie mit allen Sinnen wertschätzen können, schenkt Ihnen Energie, macht Sie gelassener und hebt Ihre Stimmung. Vermehren Sie positive Gefühle im Alltag und meiden Sie negative. Das sorgt für Fülle im Inneren und gleichzeitig für die nötige innere Ruhe, um gut durch den Tag und beruhigt in die Nacht zu kommen.

Im buddhistischen China wurde schon immer großer Wert darauf gelegt, dass sich der Mensch selbst um seine Gesundheit kümmert und für ein möglichst langes Leben Vorsorge betreibt. So ist es auch ein erklärtes Ziel der Traditionellen Chinesischen Medizin, dass der Mensch seine Energien hegt und pflegt, um gar nicht erst zu erkranken. Es heißt, dass schon vor 5000 Jahren in China Übungen zur „Pflege des Lebens" praktiziert wurden. Anfangs ahmte man einfach den Bewegungsablauf von Tieren nach, um sich die Energie und die Kraft der Tiere zu eigen zu machen. Auch nutzte man schon sehr früh heilende Laute und Silben, um spezielle Kräfte zu mehren oder Schmerzen zu lindern. Daraus entstanden viele Versionen, die auf den Erfahrungen der Übenden und der Ärzte beruhten, welcher Bewegungsablauf sich als besonders wohltuend erwiesen hatte. Der Begriff „Qi Gong" hingegen ist mit 60 Jahren relativ jung. Er wurde zum Oberbegriff für die unzähligen Übungsvarianten, die alle eines zum Ziel haben: das Qi –die Lebensenergie – zu leiten und zu regulieren, verbrauchtes Qi abzustoßen und neues Qi aufzunehmen. Mit dem Ende der Kulturrevolution, während der alles Überlieferte und Alte und damit auch die Übungen zur Le-

benspflege wie viele Methoden der TCM streng verpönt war, erlebte Qi Gong eine Renaissance, die nunmehr etwa 40 Jahre andauert. Heute wird Qi Gong in China wieder öffentlich in den Parks geübt, an Universitäten unterrichtet und weiterentwickelt. Offiziell wird dies sogar durch die Politik gefördert, denn Qi Gong – wie auch andere Methoden der TCM – erwiesen sich als äußerst kostengünstige Wege zur Gesunderhaltung eines Volkes. Qi Gong üben Menschen aller Altersklassen morgens im Park oder auch am Straßenrand. In Krankenhäusern gehört es zum festen Behandlungsrepertoire.

Achtsam Verantwortung für sich selbst übernehmen

Im Westen hat man die wohltuende Wirkung der Übungen vor etwa 30 Jahren entdeckt. Zeitgleich entwickelte sich bei vielen Menschen die Bereitschaft zu mehr Eigenverantwortung bei der eigenen Gesundheitspflege. Die Schulmedizin wurde kritischer betrachtet, insbesondere bei der Behandlung chronischer oder sehr schwerer Erkrankungen nahm man ihre Grenzen wahr. Mit Qi Gong beginnen heute viele Menschen wegen bestimmter gesundheitlicher Probleme. Oft sind dies Beschwerden des Herz-Kreislaufsystems (z. B. Bluthochdruck)

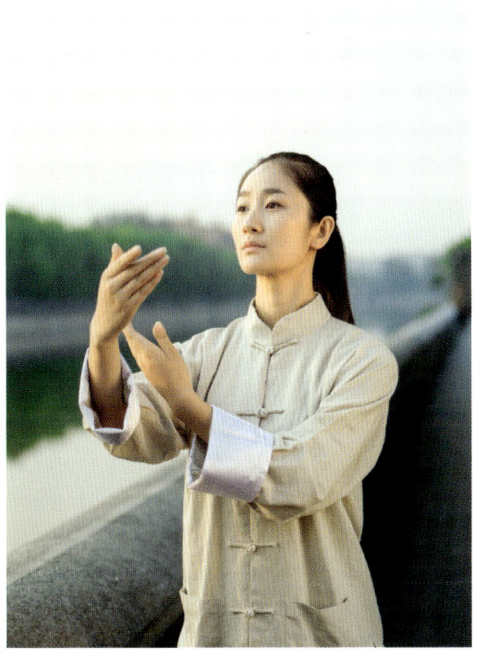

Qi Gong trainiert sanft den Bewegungsapparat, hilft Stress abzubauen und fördert die spirituelle Reifung.

oder Probleme mit dem Bewegungsapparat (z. B. Rückenleiden). Auch um besser mit alltäglichen Belastungen fertigzuwerden, Stress abzubauen und einem Burnout vorzubeugen, wenden sich viele den harmonisierenden Übungen zu. Andere erleben mit Qi Gong den Weg in die eigene Mitte, eine spirituelle Weiterentwicklung oder eine stärkere Verbindung mit der Natur und ihren Kreisläufen. Da die Übungen so vielfältig sind, findet jeder leicht das passende Programm für sich. Kurse werden nahezu überall angeboten, in Volkshochschulen, speziellen Qi Gong-Schulen (siehe Adressen Seite 142), in angeleiteten Kursen in Hotels. Viele Krankenkassen bezuschussen diese Kurse, in zahlreichen Reha-Kliniken, beispielsweise für Krebspatienten, gehört Qi Gong inzwischen fest ins Therapie-Repertoire.

Zusammenwirken von Körper, Atem und Geist

Die wichtigste Voraussetzung für Qi Gong ist eine entspannte, aufrechte Körperhaltung – und zwar im Stehen, Sitzen und Gehen. Nur dann kann die Energie ungehindert durch den Körper fließen. Muskuläre Anspannungen führen dazu, dass Blutgefäße und Energiebahnen (Meridiane) zusammengedrückt werden und weder Qi noch Blut ungehindert fließen kann. Das Gleiche gilt für den ruhigen Rhythmus des Atems und einen ruhigen Geist während des Übens. Die Bewegungsabläufe beim Qi Gong sind fließend, weich und langsam. Jede Übung hat einen bestimmten Nutzen. Wird sie regelmäßig und in sich vollständig durchgeführt, wird der Ertrag der Übung sich mehren. Die Übungen im Sitzen, Liegen, Stehen und Gehen werden im Qi Gong und auch im Zen in gleichem Maße praktiziert, weswegen wir diese Übungen auch hier als Anfangsübungen vorstellen möchten.

Stille Meditation im Sitzen

Die drei Meditationstechniken, die
hier vorgestellt werden, sind das Atem-
beobachten, das Zählen des Ausatems
und das Benennen des Atems. Sie
können im Sitzen, Stehen und Liegen
gleichermaßen ausgeführt werden.
Das ist der Grund dafür, dass wir diese
Übungen ganz am Anfang erklären.
Alle drei sind in gleicher Weise sehr
hilfreich, um den Geist und die Gedanken zur Ruhe zu bringen. Sie sind
verschiedene Werkzeuge, die sowohl
einzeln praktiziert, als auch verbunden
werden können.

Den Atem beobachten

Das Wort „Zen" ist die japanische Lesart
des chinesischen Schriftzeichens „Chan"
und stammt ursprünglich aus dem Sans-
krit: „Dhyana" bedeutet „Sammlung des
Geistes". Dabei sammelt sich der Medi-
tierende auf die Atmung und taucht
mehr und mehr in die Ruhe des Geistes,
das sogenannte Leere Ich (Mu Shin) ein.
Nehmen Sie sich für diese Übung anfangs zehn, später 20 bis 30 Minuten Zeit.

Körper

○ Setzen Sie sich im Schneidersitz auf
eine Sitzmatte oder ein Sitzkissen,
möglichst nur auf den Rand. So gelingt es leichter, die Knie möglichst
nahe am Boden zu halten.
○ Strecken Sie Ihren Scheitel zum Himmel. Mit Ihrem Becken und Ihren Beinen sind Sie gut in der Erde verankert.
○ Schließen Sie halb Ihre Augen und
richten Ihren Blick auf einen vor Ihnen
liegenden Bereich am Boden. Eine
Hand ruht in der anderen, sodass Ihre
Finger die Daumen leicht berühren.
Ihre Hände bilden so ein Oval.
Die Daumen halten Sie in Nabelhöhe.

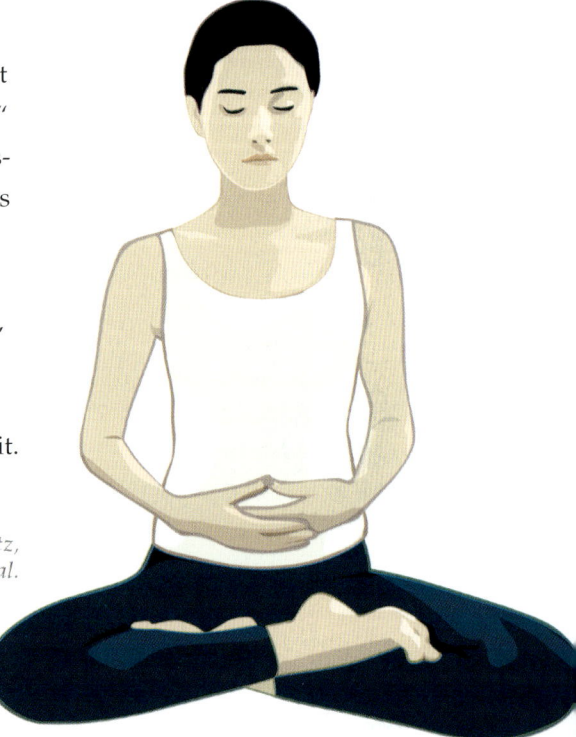

Sie sitzen im Schneidersitz,
die Hände bilden ein Oval.

Atmung

- Richten Sie nun Ihre Aufmerksamkeit auf Ihren Unterbauch, den „Hara". Nehmen Sie dort die Bewegung Ihres Atems wahr.
- Spüren Sie beim Einatmen, wie sich Ihr Bauch-Beckenraum wölbt. Beim Ausatmen senkt er sich wieder.
- Lassen Sie den Atem in sich einströmen und schenken Sie Ihrem Ausatem besondere Aufmerksamkeit. So kommt Ihr Geist zur Ruhe, und Sie verbinden sich mit Ihrem Hara – Ihrer Mitte. Diese Übung nennt man „Sui Soku Kan", die Übung des Atem-Beobachtens.

Geist

- Sammeln Sie Ihre Gedanken, Gefühle und alles, was in Ihnen vorgeht. Konzentrieren Sie sich nur auf die Bewegung Ihres Atems in Ihrem Bauchbeckenraum.
- Lassen Sie Ihre Gedanken einfach kommen und gehen, wie Wolken am Himmel.
- Wenn Ihnen danach ist, die Meditation zu beenden, öffnen Sie langsam Ihre Augen, strecken Ihre Beine und stehen wieder auf.

Lassen Sie Ihre Gedanken kommen und gehen.
Sie ziehen dahin, frei wie die Wolken am Himmel.

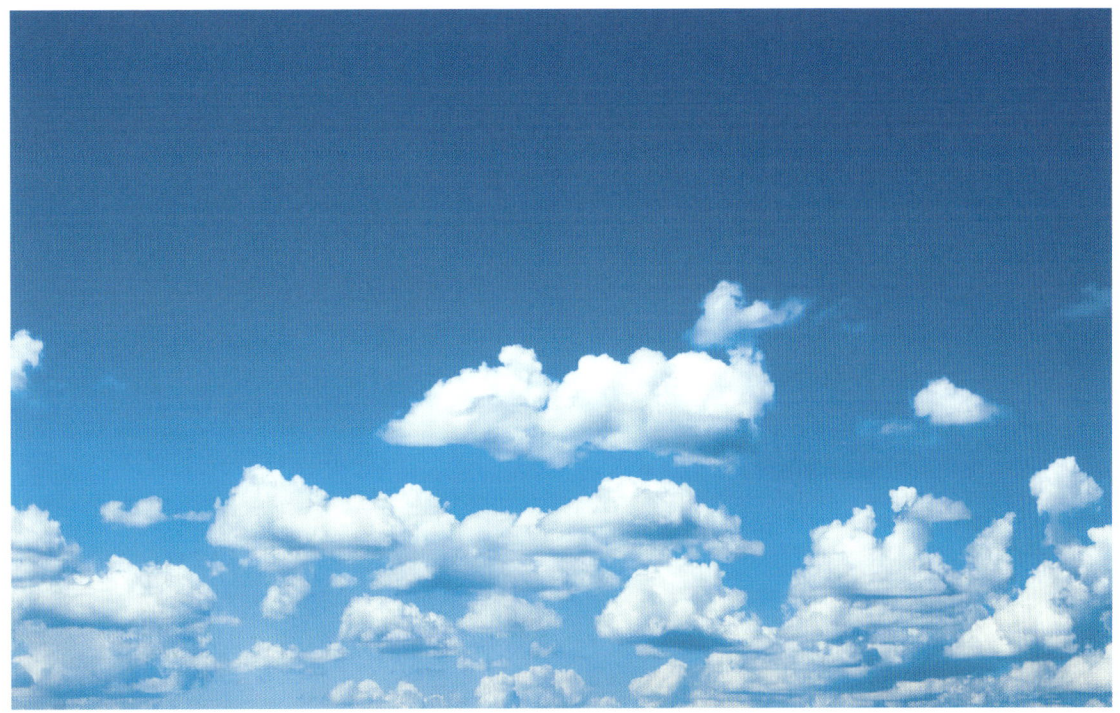

Den Atem zählen

Die folgende Übung ist eine im Zen praktizierte einfache Meditationsübung, die Ihnen dabei hilft, Ihren Geist zu leeren, um auf diese Weise wirklich wach zu werden. „Su Soku Kan" heißt die „Übung des Zählens des Ausatems".

- Ziehen Sie sich zurück, um für eine Weile in Ruhe zu sein. Setzen Sie eine Zeitspanne zwischen zehn und zwanzig Minuten fest. Achten Sie darauf, dass Sie diese Zeit ganz für sich haben.

- Setzen Sie sich nun aufrecht auf ein Kissen oder einen Stuhl, Ihre Schultern sind entspannt. Ihr Blick ist nach vorne gerichtet, die Augen sind halb offen. Legen Sie Ihre Hände ineinander vor Ihren Unterbauch und spüren Sie die Atembewegungen in Ihrer Mitte (Hara).

- Jetzt lassen Sie den Atem ganz natürlich in sich einströmen. Dabei hebt sich Ihr Unterbauch. Mit dem Ausatmen wird Ihr Unterbauch wieder flacher, und Sie zählen nun während des gesamten Ausatmens Ihren Atem. Sie beginnen mit „einssss".

- Danach folgt eine kurze natürliche Atempause, und Ihr Atem hebt wieder Ihren Unterbauch im Einatmen.

- Dann zählen Sie beim nächsten Ausatmen „zweiiiiiiii".

- Es folgt eine kurze natürliche Atempause, und Ihr Atem hebt wieder langsam Ihren Unterbauch im Einatmen.

- Nun zählen Sie beim nächsten Ausatmen „dreiiiiiiii".

- Danach folgt wieder eine kurze natürliche Atempause, und Ihr Atem hebt wieder Ihren Unterbauch im Einatmen.

- Wenn der Zeitraum, den Sie sich für das Üben vorgenommen haben, zu Ende ist, öffnen Sie Ihre Augen wieder ganz, strecken die Beine und stehen langsam wieder auf.

- Sie können dieses Zählen des Ausatmens von eins bis zehn durchführen und beliebig oft wiederholen oder die gesamte Übungszeit fortwährend durchzählen. Sollten Sie während des Zählens wieder beginnen zu denken, dann fangen Sie wieder neu bei „eins" an. Werten Sie störende Gedanken nicht, sondern fangen Sie einfach immer wieder neu an.

Vipassana-Meditation
– Benennen

Diese Vipassana-Meditation des Be-
nennens ist eine sehr wirkungsvolle
Methode, um den Geist zur Ruhe zu
bringen.

- Ziehen Sie sich zurück, um für eine
  Weile in Ruhe zu sitzen. Nehmen Sie
  sich eine feste Zeiteinheit von zehn,
  15 oder 20 Minuten vor.

- Setzen Sie sich in aufrechter Haltung
  auf eine Unterlage auf den Boden oder
  einen Stuhl. Legen Sie Ihre Hände auf
  Ihren Unterbauch und lassen Sie sich
  auf Ihre Atembewegungen in Ihrer
  Mitte (japanisch: Hara) ein. Sammeln
  Sie sich für einige Minuten. Gehen
  Sie nun in die eigentliche Übung:

- Sobald sich beim Atmen Ihr Unterbauch hebt, bemerken Sie dieses Heben und sagen zu sich: „Heben, heben,
  heben" und zwar so oft, bis sich die
  Bauchdecke nicht weiter hebt. Sobald
  sich die Bauchdecke senkt, bemerken
  Sie dieses Senken und sagen sich
  innerlich: „Senken, senken, senken",
  bis sich die Bauchdecke nicht weiter
  senkt. Beachten Sie, dass Sie während
  der ganzen Zeit ein Beobachter sind
  und dass Sie nichts, was Sie tun, in
  irgendeiner Form bewerten.

- Sollten Sie jetzt anfangen zu denken,
  bleiben Sie dabei ein Beobachter und
  benennen das psychische Phänomen
  des Denkens mit: „Denken, denken".
  Sobald Sie das Denken so benannt
  haben, kommen Sie wieder zurück
  zum Benennen des Hebens und Senkens Ihres Unterbauchs. Wenn Sie die
  Übung schon länger machen, können
  Sie auch die Gedanken und Gefühle
  einzeln benennen, wie z. B. „planen,
  planen", „sorgen, sorgen" …

- Ganz wichtig ist, dass Sie immer
  Beobachter bleiben und sich nicht
  verstricken lassen durch Gefühle
  und Gedanken. Auch wenn Sie körperliche Empfindungen verspüren,
  wie etwa Schmerzen, bemerken und
  benennen Sie diese als das, was sie
  sind, nämlich als „Schmerz, Schmerz"
  und eben nicht als „Ich habe Schmerzen". Sobald Sie eines der auftreten-
  den Phänomene benannt haben,
  kommen Sie wieder zurück zum
  Benennen des Hebens und Senkens
  Ihres Unterbauchs.
  Beenden Sie die Übung langsam und
  achtsam.

Stille Meditation im Stehen (Basisstand)

Diese Grundübung hilft Ihnen, sich mit Ihrer Mitte zu verbinden.

- Stellen Sie Ihre Füße nebeneinander. Ihr Gewicht liegt auf Ihrem rechten Fuß. Den linken Fuß stellen Sie jetzt schulterbreit nach außen. Die Zehen sind leicht nach außen gedreht und das Gewicht liegt auf den Füßen. Beugen Sie leicht Ihre Knie.

- Verteilen Sie Ihr Gewicht gleichmäßig. Öffnen Sie sich durch Ihre Fußsohlen hin zur Erde und verbinden Sie sich mit ihr.

- Kippen Sie Ihr Becken leicht nach vorne und lassen Sie Ihr Gesäß etwas nach unten absinken, so als wollten Sie sich hinsetzen. Gehen Sie nicht ins Hohlkreuz. Ihre Wirbelsäule steigt gerade aus dem Becken auf. Der Rücken und die Schultern sind entspannt, die Achselhöhlen etwas geöffnet.

- Ihre Hände legen Sie übereinander auf dem Unterbauch auf. Bei Männern liegt die rechte Hand über der linken, bei Frauen die linke über der rechten. (Diese Handhaltung gilt für alle Übungen).

- Strecken Sie den Scheitel zum Himmel und öffnen sich zum Himmel. Ihre Augen sind nicht ganz geschlossen, Ihr Blick ist nach innen gerichtet.

- Atmen Sie immer durch die Nase ein und aus. Versuchen Sie, ganz natürlich zu atmen.

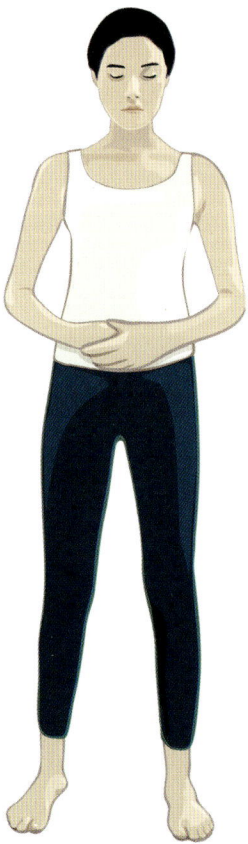

Beim Basisstand ist das Becken leicht nach vorne gekippt, die Hände liegen übereinander auf dem Unterbauch auf.

- Lassen Sie den Atem in Ihren Unterbauch einströmen, der sich dadurch hebt. Dann lassen Sie den Atem wieder natürlich ausströmen.
- Richten Sie Ihre Sammlung, Ihr Bewusstsein auf die Bewegung Ihres Bauchbeckenraumes und das Heben und Senken des Unterbauchs durch die Atembewegung. Lassen Sie mit jedem Ausatmen ein Stück mehr los. Lassen Sie sich in Ihrer Mitte nieder und werden eins mit Ihrem Atem. Stehen Sie tief verbunden mit der Erde und offen zum Himmel. Ihre Sammlung ist und bleibt ganz in Ihrer Mitte.
- Am Ende der Übungszeit von ein bis drei Minuten öffnen Sie langsam Ihre Augen und gehen über in den achtsamen Alltag. Diese Übung kann bei allen Übungen als Vorübung praktiziert werden.

Dies ist die Basis aller Übungen, auch ideal für kleinere Einheiten der inneren Sammlung im Alltag. Sie können die Haltung in einer kurzen Pause einnehmen, um sich wieder mit Ihrer Mitte zu verbinden.
Auch für die Alltagsmeditation Kochen von Seite 84 können Sie sich vorher in dieser Grundhaltung sammeln.

*Allein sitzend, allein
ruhend, allein umhergehend,
frei von Trägheit;
wer tiefe Einsicht in die
Wurzeln des Leidens hat,
genießt großen Frieden,
wenn er in Einsamkeit weilt.*
Siddharta Gautama

Stille Meditation im Liegen

- Legen Sie sich bequem auf Ihr Bett oder eine andere ebene Fläche.
- Versuchen Sie, zuerst mit Ihrem Körper in Kontakt mit der Unterlage zu gehen und spüren Sie diese bewusst. Sie können sich gerne vorab etwas strecken.
- Ihre Hände liegen übereinander auf Ihrem Unterbauch, die Daumen sind in Nabelhöhe.
- Die Atmung ist tief und lang, aber nicht kontrolliert, und Ihre Aufmerksamkeit ist auf den Unterbauch (Hara bzw. Dantian im Qi Gong) gerichtet, wie bei der sitzenden und stehenden Übung. Diese Meditation ist ideal vor dem Einschlafen.

Stille Meditation im Gehen

In der Stille der Übung der sitzenden Meditation sammeln wir uns in unserer Mitte im Sitzen. In der Geh-Meditation versuchen wir die innere Sammlung im Geiste in der Bewegung zu halten und zu vertiefen. Jeder einzelne Schritt ist die Übung. Die Konzentration liegt dabei ganz auf den Fußsohlen. Ideal ist diese Übung für die Umsetzung von Zen im Alltag. Im Zen würde man sagen: „Nur ein Schritt". Es gibt dabei verschiedene Möglichkeiten des achtsamen Gehens.

Handhaltung

- Für die Gehmeditation legen Sie Ihre linke Handfläche auf den rechten Handrücken , wobei die Daumen verschränkt sind. Legen Sie Ihre Hände vor den Solarplexus und gehen in normaler Geschwindigkeit.
- Bei der burmesischen Gehmeditation hängen die Arme locker an der Seite nach unten, und Sie gehen Schritt für Schritt in einer sehr langsamen und stetigen Bewegung.

Atemtechniken

- Üben Sie zunächst im Rhythmus Ihrer natürlichen Atmung. Später können Sie Ihren Atem mit den einzelnen Schritten koordinieren und Gehen und Atmen verbinden.
- Beim langsamen Gehen atmen Sie auf dem linken Schritt ein und auf dem rechten Schritt wieder aus.
- Beim normalen Gehen können Sie die Atmung mit der Geschwindigkeit des Gehens verbinden. Gehen Sie auch beim normalen Gehen ganz ruhig Schritt für Schritt.

Bewusstsein

- Wichtig ist immer, die Achtsamkeit und Konzentration auf die Fußsohlen zu sammeln. Im schnellen Gehen ist die Konzentration auf jeden einzelnen Schritt gerichtet.
- Im langsamen Gehen kann man sich mehr auf den Ablauf der Schritte sammeln, das heißt auf das Anheben, Nach-vorne-Bewegen und Absenken eines Fußes.
- Kommen Sie immer wieder zurück auf den Boden unter Ihren Füßen, achten Sie auf Ihre Fußsohlen, immer wieder jetzt.

❁ Versuchen Sie, täglich fünf bis zehn Minuten Gehmeditation im Freien oder in Haus oder Wohnung zu üben. Natürlich darf es gerne auch länger sein. Nutzen Sie alltägliche Situationen wie den Weg zum Auto, zum Bus oder Zug, zur Haustür, zum Laden, zum Essen holen in der Kantine, selbst den Weg zur Toilette können Sie achtsam gehen. Genießen Sie das Gehen und erleben Sie wach den Weg, denn er ist bereits das Ziel.

Die linke Hand ruht auf der rechten, die Daumen sind verschränkt. Die Hände liegen vor dem Solarplexus.

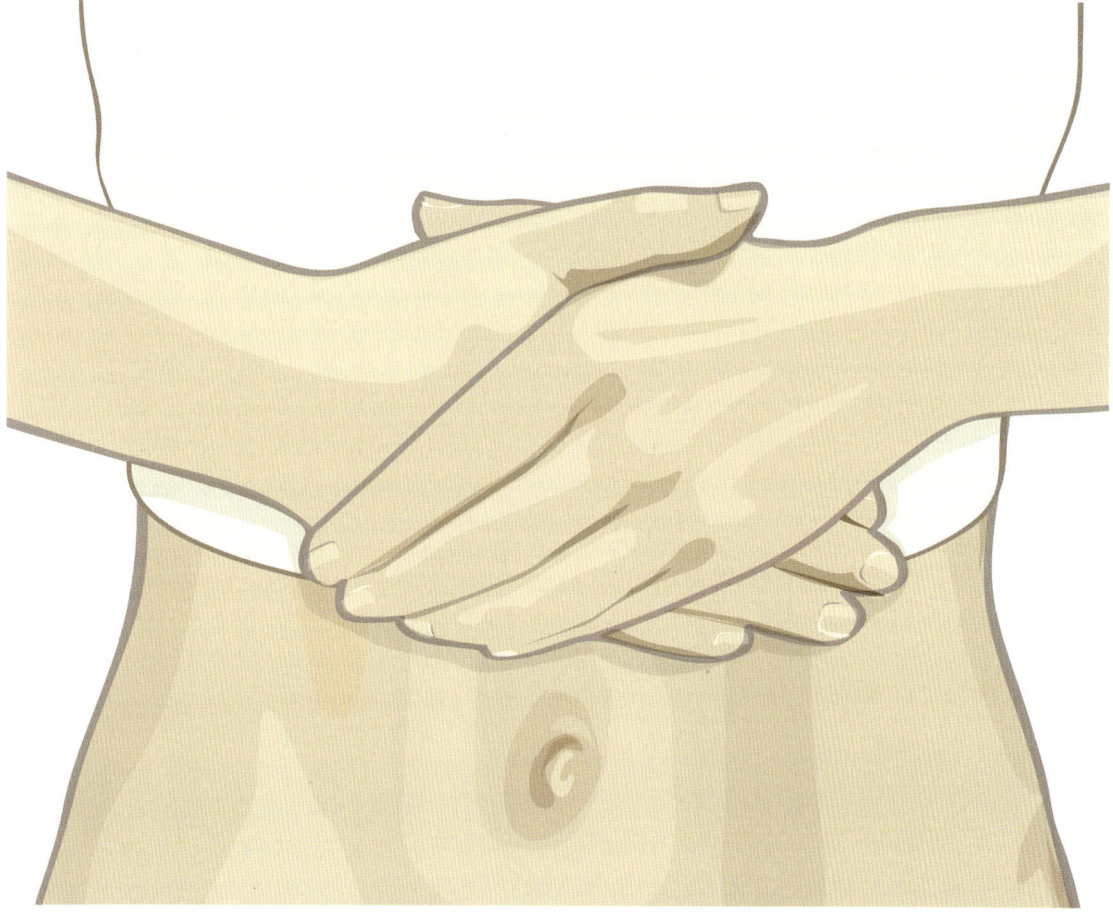

Einfache Übungen für den Morgen

Mit diesen Übungen, die die Dreieinigkeit von Himmel, Mensch und Erde verbinden, starten Sie achtsam und mit Anfängergeist in den neuen Tag. Beginnen Sie mit dem Basisstand (siehe Seite 72) und gehen Sie nach drei bis fünf Minuten in die folgende Übungsreihe über. Die Reinigungsübung auf Seite 79 können Sie abschließend machen, aber das ist kein Muss. Sie kann auch einzeln als Morgenübung gemacht werden. Man kann auch abwechselnd an einem Morgen die drei Energieübungen machen und am nächsten die Reinigungsübung.

Die Energie der Erde aufnehmen

○ Drehen Sie Ihre Handflächen vor dem Unterbauch nach unten. Ihre Finger zeigen nach unten. Stellen Sie sich vor, dass sie bis tief in die Erde reichen.

○ Bewegen Sie dann Ihre Hände langsam aufwärts und nehmen Sie dabei die Energie der Erde in sich auf. Heben Sie Ihre Hände nicht über die Schultern hinaus an. Heben Sie Ihre Fingerspitzen während des gesamten Bewegungsablaufs langsam an und drehen Sie dabei leicht Ihr Handgelenk nach unten.

○ Senken Sie die Hände wieder ab. Dabei zeigen die Handflächen gerade zum Boden, und die Fingerspitzen weisen nach vorne.

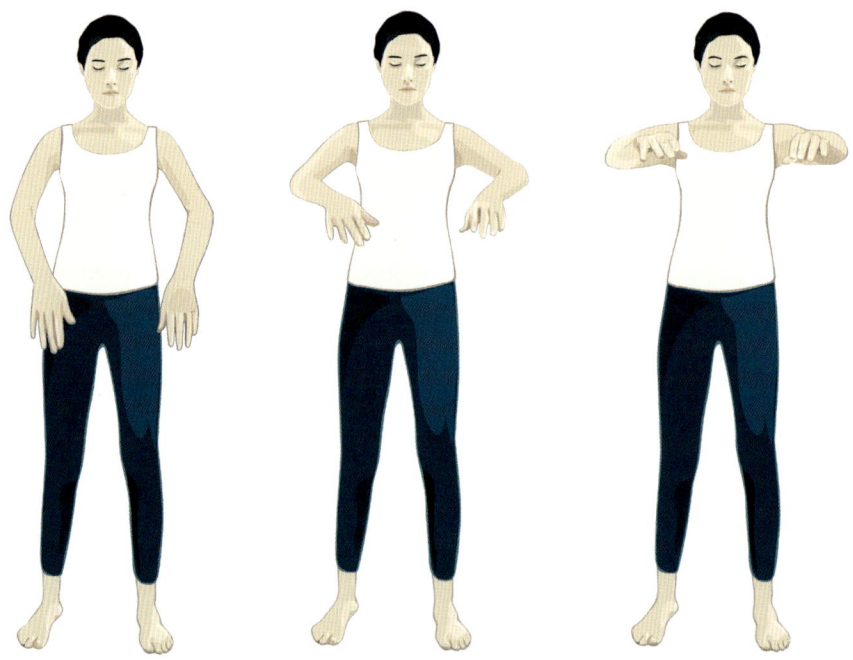

Stellen Sie sich vor, Sie nehmen die Energie der Erde über Ihre Handflächen auf und speichern sie im Körper.

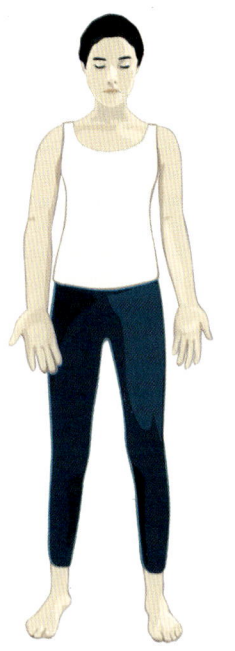
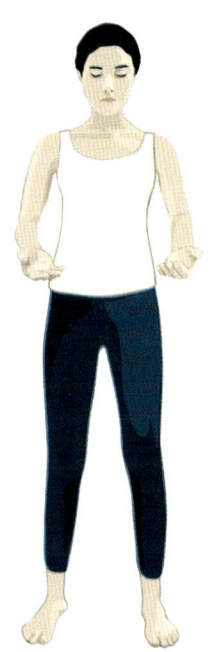
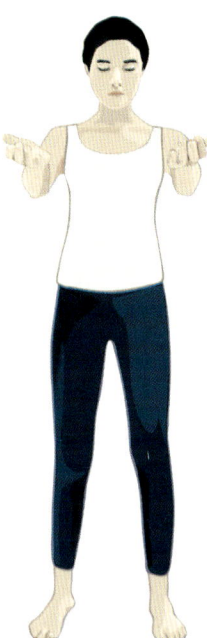

*Empfangen Sie die
Energie des Himmels
und nehmen Sie sie
in Ihrer Mitte auf.*

○ Befinden sich die Handflächen wieder
in Höhe des Unterbauchs, neigen sich
die Fingerspitzen wieder etwas nach
unten. Lassen Sie die Fingerspitzen
in Ihrer Vorstellung bis in die Erde
reichen. Wiederholen Sie die Übung
fünfmal hintereinander. Im Anheben
nehmen Sie die Energie der Erde auf
und holen sie in Ihren Körper. Im
Absenken der Hände speichern Sie
diese in Ihrer Mitte.

Die Energie
des Himmels aufnehmen

○ Sie stehen weiter im Basisstand.
○ Drehen Sie nun Ihre Hände mit den
Handflächen nach oben.
○ Heben Sie Ihre Hände vor dem Kör-
per parallel bis auf Schulterhöhe an.

Richten Sie Ihre Aufmerksamkeit
dabei ganz auf die Hände und lassen
Sie die Energie des Himmels in der
Aufwärtsbewegung in sich einströmen. Ihre Sinne sind ganz und gar
auf das Empfangen der Energie des
Himmels gerichtet.

○ Senken Sie nun die Hände wieder
parallel mit den Handflächen nach
oben bis auf Höhe des Unterbauchs
ab. Nehmen Sie die Energie des Himmels auf und führen Sie sie nach unten
in Ihre Mitte. Wiederholen Sie die
Übung fünfmal.
○ Diese Übung hilft Ihnen, sich mit
dem Himmel zu verbinden und seine
Energie in Ihrer Mitte aufzunehmen.

Die Energie von
Himmel und Erde aufnehmen

- Stehen Sie weiter im Basisstand.
- Spreizen Sie nun leicht Ihre Arme wie einen Bogen in einem Abstand von etwa 30 Zentimetern nach außen ab. Ihre Handflächen zeigen dabei zum Körper.
- Sie stehen fest verankert wie eine Kiefer. Ihre Ellenbogen haben eine nach außen und unten gerichtete Kraft. Ihre Schultern sind entspannt. In Ihrem Geist lassen Sie zuerst die Energie der Erde über Ihre Fußsohlen in Ihre Mitte (Hara oder Dantian) einfließen.

- Dann lassen Sie die Energie des Himmels über Ihren Scheitel und die Schultern in sich einströmen bis in Ihre Mitte im Unterbauch.
- Versuchen Sie anschließend, die Energien von Himmel und Erde gleichzeitig in Ihren Körper einströmen zu lassen und sammeln Sie diese in Ihrer Mitte. Dies gelingt Ihnen am besten, wenn Sie innerlich ganz leer werden und sich auf das Spüren der Energie konzentrieren. Werden Sie eins mit Himmel und Erde. Verweilen Sie einige Zeit in dieser Haltung. Die rechte Hand liegt vorne etwas unterhalb des Nabels auf. Die linke Hand liegt mit der Handfläche auf dem Rücken, gegenüber dem Nabel.
- Verweilen Sie in Ruhe, konzentrieren Sie sich ganz auf Ihre Mitte und speichern Sie auf diese Weise die Energie des Himmels und der Erde.
- Am Ende legen Sie beide Hände auf Ihren Unterbauch und gehen wieder in die Basisposition.

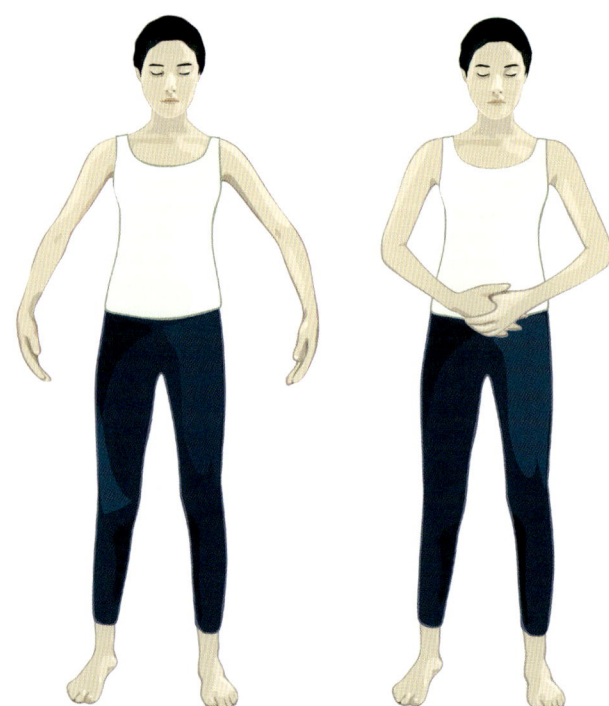

Werden Sie eins mit Himmel und Erde und speichern sie deren Energie in Ihrem Inneren.

Reinigungsübung

- Die Füße stehen eng nebeneinander, die Arme liegen zu beiden Seiten des Körpers an. Ihre Aufmerksamkeit ist auf die Füße gerichtet. Die Atmung wird in den Unterbauch (Dantian) geführt.

- Lassen Sie ein inneres Lächeln entstehen. Verlagern Sie das Körpergewicht auf das rechte Bein, das linke Bein wird angehoben und geht einen Schritt schulterbreit nach außen, die Zehen zeigen etwas nach außen. Beide Arme hängen locker zu beiden Seiten des Körpers an der Außenseite der Oberschenkel.

- Die Zunge liegt hinter den oberen Schneidezähnen am Gaumen an. Der Schwerpunkt des Körpers befindet sich in der Körpermitte. Die Knie sind angewinkelt.

- Die Atmung gleitet tief bis in den Bauchbeckenraum und erfüllt in der Einatmung den gesamten Körper.

- Anfangs ist das Bewusstsein im Dantian, dem Unterbauch, auf die Atembewegung fokussiert. Für einige Zeit verweilen Sie so in der Stille. Nachdem Sie Ihre Atmung gut im Dantian wahrnehmen können und der Geist zur Ruhe gekommen ist, führen Sie das Bewusstsein zum Scheitel.

- Lassen Sie nun das Qi des Himmels (TienQi) von oben in den Körper einfließen. Stellen Sie sich vor, wie sauberes, klares Qi des Himmels herabsinkt und Ihren Körper umhüllt, und wie das frische Qi des Himmels in ihn einströmt und an unterschiedlichen Stellen verbrauchtes, gestautes Qi nach unten abfließen lässt.

- Das Qi fließt in den Körper und über die Körperoberfläche. Zuerst in den Kopf, dann über die Schultern in die Arme, bis in die Finger. Dort gibt man verbrauchtes Qi über die Fingerspitzen nach außen ab.

- Als Nächstes lassen Sie das Qi über den Kopf zum Gesicht, Nacken, Brustraum, den oberen Rücken, Oberbauch, Unterbauch, Beckenraum und den unteren Rücken fließen. Von hier aus fließt es weiter in die Beine, Oberschenkel, Knie, Unterschenkel, Fußgelenke und Füße.

- Wenn das frische Qi in die Füße einströmt, lassen Sie das verbrauchte Qi über die Fußsohlen abfließen. Im Bewusstsein lassen Sie so lange sauberes, klares und frisches Qi vom Scheitel in den Körper einströmen, bis Ihr ganzer Körper erfüllt ist von frischem, klarem Qi des Himmels.

Qi Gong Meridian-Massage

Mit den folgenden Übungen regen Sie
Stoffwechselprozesse an und widmen
sich gleichzeitig achtsam und liebevoll
Ihren Verdauungsorganen, die in jeder
Sekunde Schwerstarbeit im Dienste Ihrer
Gesundheit leisten. Durch die Massagen
und Übungen wird der Energiefluss über
die Energie-Leitbahnen des Körpers
(Meridiane) angeregt, eine der wichtigsten Therapiemaßnahmen aus der Traditionellen Chinesischen Medizin.

Bauch-Massage

Legen Sie sich auf eine bequeme Matte
oder einen anderen Untergrund.
Legen Sie nun beide Hände am Unterbauch übereinander und lassen sie
36-mal im Uhrzeigersinn kreisen.
Anschließend kreisen Sie 36-mal in die
Gegenrichtung. Sammeln Sie sich kurz
auf Ihren Atem.

Dann formt eine Hand die Finger wie
einen Pfeil, die andere Hand wird darü-
bergelegt. Drücken Sie in der Mittellinie
des Bauches von oben nach unten in den
Bauch hinein, verweilen Sie kurz so und
lassen dann wieder los. Anschließend
üben Sie diesen Druck etwa fünf Zenti-
meter links und rechts vom Nabel vom
untersten Rippenbogen aus nach unten
aus. Die gleiche Übung kann auch mit
dem Daumen oder auch mit der Faust
gemacht werden.
Wohltuend für die Verdauungsorgane
ist auch eine Streichmassage an der
Außenseite der Beine hinunter bis zum
Fuß und an der Innenseite nach oben.
Sind die Beine warm geworden, können
Sie auch mit der Faust leicht dagegen-
klopfen.
Am Bein massieren Sie den Magenpunkt
Magen 36 (drei Finger unterhalb der
Kniescheibe gleich neben dem Schien-
bein) stark mit dem Daumen. Magen 36
ist einer der wichtigsten Energiepunkte
des Körpers und ein sehr guter Punkt
für den Stoffwechsel.

Urteile nicht hart
über dich selbst.
Ohne Erbarmen mit uns
selbst sind wir außerstande,
die Welt zu lieben.
                              Buddha

Sanfte Augengymnastik

Diese Übung macht man am besten im Sitzen.

⚬ Bei der Einatmung sehen die Augen nach oben, bei der Ausatmung nach unten. Drei- bis sechsmal wiederholen.

⚬ Bei der Einatmung nach links sehen, bei der Ausatmung nach rechts. Drei- bis sechsmal wiederholen.

⚬ Bei der Einatmung nach links oben, bei der Ausatmung nach links unten sehen. Drei- bis sechsmal wiederholen.

⚬ Bei der Einatmung nach rechts oben, bei Ausatmung nach links unten sehen. Drei- bis sechsmal wiederholen.

⚬ Erst gegen, dann mit dem Uhrzeigersinn die Augen drehen. Jeweils drei- bis sechsmal wiederholen.

⚬ Zuerst für einige Sekunden die Augen fest zumachen, danach die Augen möglichst weit öffnen, den Blick für einige Sekunden in die Ferne auf Bäume, Berggipfel oder Ähnliches richten, dann auf die eigene Nasenspitze schauen. Drei- bis sechsmal wiederholen.

⚬ Die Zeigefinger beider Hände beugen, mit der seitlichen Fläche des zweiten Gliedes die Augenhöhle von innen nach außen reiben, erst oben, dann unten. Drei- bis sechsmal, dann erneut von innen nach außen, dieses Mal jedoch zuerst unten, dann oben drei- bis sechsmal.

⚬ Beide Hände aneinanderreiben, bis sie warm sind. Mit den warmen Handflächen die offenen Augen bedecken und etwa eine Minute belassen.

⚬ Erneut Hände reiben, bis sie warm sind, dann mit den Fingerspitzen von *Yintang* (Stirn) über *Taiyang* (Schläfen) bis unter die Ohrläppchen streichen. Dann mit den Fingern hinter den Ohrläppchen hochstreichen und wieder über die Seite des Halses nach unten streichen bis zum Schlüsselbein. Drei- bis sechsmal wiederholen. Sie werden spüren, dass die Augen nach der Gymnastik sehr entspannt sind.

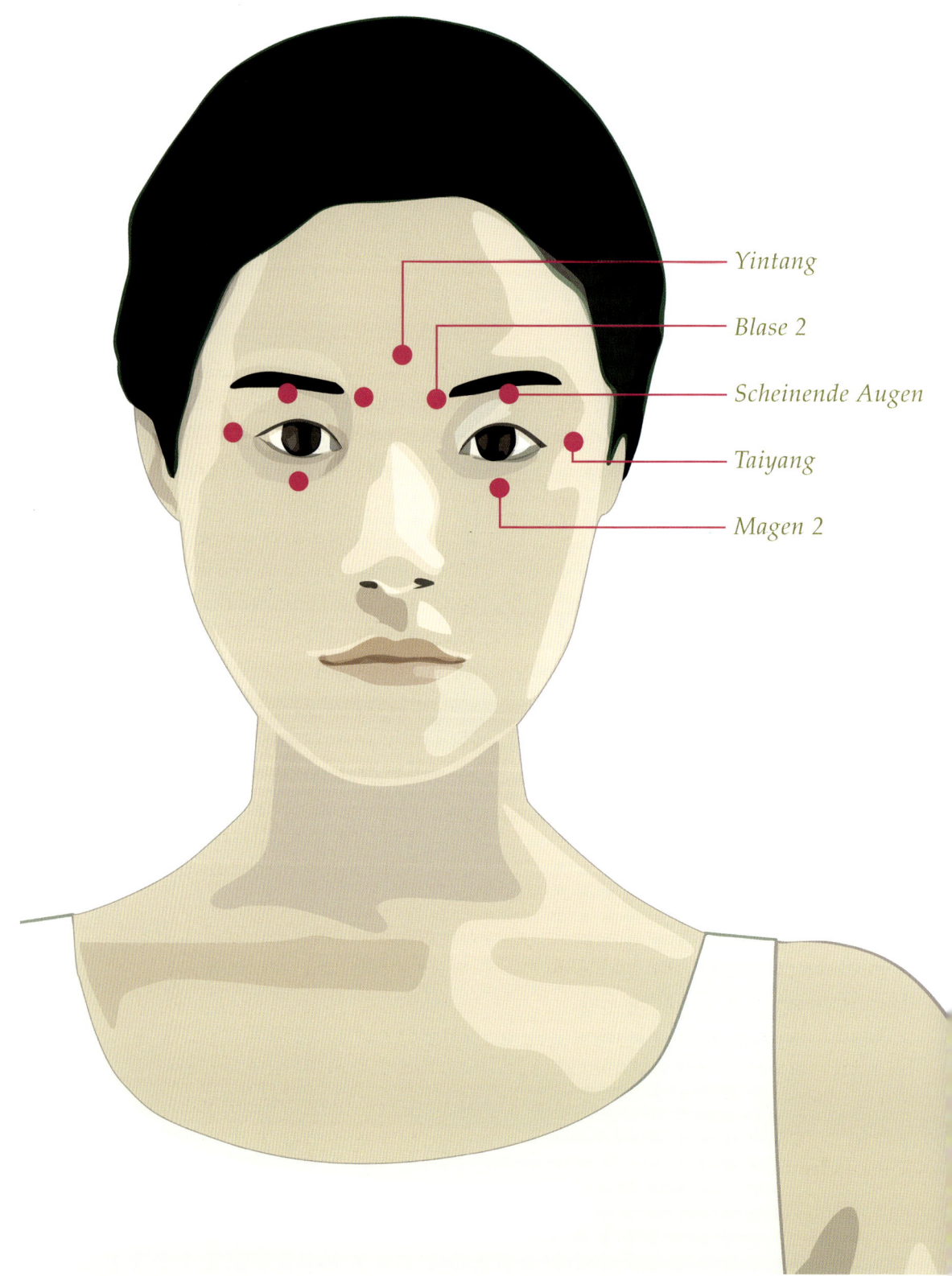

Yintang

Blase 2

Scheinende Augen

Taiyang

Magen 2

Augenakupressur

Seit Jahrtausenden spielt die Pflege der
körperlichen und geistigen Gesundheit
und Anmut eine große Rolle in den
Traditionen des Fernen Ostens. Mit der
folgenden Akupressurübung können
Sie sich in kurzer Zeit mit einer Wohlfühleinheit verwöhnen. Die Übungen
beruhigen nicht nur und lassen Stress
abgleiten, sondern bringen auch wieder
Ihre innere Schönheit und Ihr Gesicht
zum Strahlen. Vor der Behandlung die
Hände mit warmem Wasser reinigen
und abtrocknen.

Sammeln Sie Ihre Aufmerksamkeit zu
Anfang in Ihrer Mitte auf die Atmung,
um auch die Energie zu bündeln und
sie dann über die Fingerspitzen fließen
zu lassen. Auch beim Drücken gehen
Sie mit Ihrer Atmung mit und mit Ihrer
Achtsamkeit in die Fingerspitzen.
Während der Behandlung ist ein leichter
Druck angemessen, der ein Ziehen her-
vorruft, das etwas schmerzhaft ist und
gleichzeitig angenehm.

Diese Übungen können auch erschöpfte,
überarbeitete Augen behandeln und
zusätzlich Falten glätten. Sie können
die Übungen nacheinander oder einzeln
machen. Wenn Sie alle Übungen machen,
empfehlen wir, sie in der angegebenen
Reihenfolge auszuführen.

○ Mit der Daumen- oder Fingerkuppe
den Punkt *Yintang* eine Weile drücken
und kreisförmig kneten. (Yintang befindet *sich zwischen und etwas über den
Augenbrauen, das sogenannte „dritte
Auge"*).

○ Mit den Daumenkuppen *Blase 2*
kneten und drücken (Blase 2 befindet
sich am inneren Ende der Augenbrau-
en in einer Vertiefung). Drei- bis sechsmal in jede Richtung wiederholen.

○ Mit beiden Zeigefingerspitzen *Magen
2* kreisend drücken und kneten (wenn
die Pupillen geradeaus sehen, liegt der
Punkt genau unterhalb des Knochens
in einer kleine Mulde. Drei- bis sechsmal in jede Richtung wiederholen.

○ Mit beiden Mittelfingerbeeren oder
Daumen *Taiyang* drücken und kreisförmig kneten, einmal nach vorne,
einmal nach hinten (Taiyang liegt
zwischen dem äußeren Ende der
Augenbraue und dem äußeren
Augenwinkel 1 cm hinter dem Knochen in einer spürbaren Vertiefung).
Drei- bis sechsmal in jede Richtung
wiederholen.

○ *Scheinende Augen (Bright Eyes)*
liegt in der Mitte der Augenbrauen.
Drücken und kreisförmig kneten.
Drei- bis sechsmal in jede Richtung
wiederholen.

Das Üben im Alltag (Samu)

Die folgenden Meditationen lassen sich leicht in das Tagesgeschehen integrieren und sorgen für Inseln der Ruhe und Achtsamkeit im Alltag.

Alltagsmeditation Einkaufen

Nehmen Sie sich bewusst Zeit für Ihren Einkauf. Vielleicht ist es sinnvoll, sich einen Zeitrahmen zu geben, damit Sie nicht unter Zeitdruck kommen. Eine Einkaufsliste hilft den meisten ebenfalls.

Basisübung: Bevor Sie das Geschäft betreten, sammeln Sie sich kurz nochmals in Ihre Mitte. Basisübung im Stehen (siehe Seite 72).

Motivation: Erinnern Sie sich auch an die Motivation des Einkaufs. Gutes für sich und andere zu besorgen und damit zu kochen. Wenn es Ihnen gelingt, diese innere Haltung zu wahren, ist das schon wundervoll.

Achtsames Gehen: Vielleicht helfen Ihnen auch ein paar bewusste Schritte wie in der gehenden Meditation (siehe Seite 74) für die innere Sammlung.

Achtsamkeit: Versuchen Sie, wirklich aufmerksam hinzusehen und achtsam zu sein für das, was in Ihren Einkaufswagen kommt. Immer mit der Motivation verbunden, etwas Gutes für sich und andere zu tun.

Basisübung: Auch wenn Sie an der Theke warten oder später an der Kasse stehen, nutzen Sie immer wieder die Basisübung im Stehen, um sich kurz zu sammeln (siehe Seite 72). Denken Sie daran, der Weg ist immer unter Ihren Füßen und es gibt gerade keinen besseren Ort als diesen. Vertrauen Sie auf sich und lassen Sie sich ganz ein auf diesen Moment des Tuns. Auch wenn es nicht gleich perfekt beim Einkaufen klappt, kann doch die eine oder andere Übung immer wieder eine Hilfe sein.

Alltagsmeditation Kochen

Das Wesentliche beim Kochen – wie bei jeder anderen alltäglichen Tätigkeit – ist, mit dem ganzen Herzen bei der Sache zu sein. Diese Weisheit beherrschen auch ausgezeichnete Köche intuitiv. Das „Mit-dem-Herzen-Kochen" verleiht den Speisen eine besondere Qualität. Begeben Sie sich in dieser Übung ganz in die Zubereitung Ihrer Mahlzeiten. Gehen Sie mit allen Sinnen in Ihr Tun und werden Sie eins mit dem Kochen.

Ziehen Sie sich in die Küche zurück. Richten Sie in Ruhe alle Geräte auf der Arbeitsplatte her, die Sie für die nächsten Arbeitsschritte brauchen, zum Beispiel ein Schneidebrett, ein Messer und verschiedene Gemüsesorten.

Basisstand (siehe Seite 72): Stellen Sie sich vor der Arbeitsplatte aufrecht hin. Ihre Schultern sind entspannt, die Füße stehen hüftbreit nebeneinander, die Knie sind leicht gebeugt. Ihr Blick ist auf die Arbeitsplatte gerichtet.

Legen Sie Ihre Hände auf Ihren Unterbauch und spüren Sie Ihre Atembewegungen in Ihrer Mitte (Hara). Verweilen Sie so einige Minuten.

Nehmen Sie dann ein Gemüse Ihrer Wahl und beginnen damit, es zu waschen. Dabei ist Ihre ganze Aufmerksamkeit auf Ihre Hände und das Gemüse gerichtet. Versuchen Sie, Ihren Geist nur auf diese einfache Bewegung des Waschens zu sammeln.

Dann schälen oder putzen Sie Ihr Gemüse voller Achtsamkeit und Ruhe. Nun legen Sie das Gemüse auf das Schneidebrett und zerkleinern es. Ihre Aufmerksamkeit sollte immer auf die Bewegung, auf einen Schnitt, gerichtet sein. Ein Schnitt folgt auf den anderen. Das ist so kurz wie ein Augenblick.

Mit derselben Ruhe und Achtsamkeit bereiten Sie nun die anderen Zutaten für Ihr Gericht vor.

Nun fahren Sie Schritt für Schritt fort, wie es im Rezept beschrieben ist und kochen Ihre Mahlzeit. Wichtig ist dabei, dass Sie jeden Handgriff achtsam durchführen und dass Sie mit allen Sinnen bei Ihrer Tätigkeit sind. Hören Sie, wie das Öl im Topf zischt, riechen und beobachten Sie, wie die Zutaten duften und ihr Aussehen verändern, während sie garen, wie sich die Gewürze anfühlen, die Sie hineinstreuen. Alles, was Sie tun, ist gleich wichtig. So kochen Sie mit ganzem Herzen, und das wird man ganz bestimmt herausschmecken.

Wenn Sie fertig mit dem Kochen sind, kommen Sie noch einmal in Ihre Mitte und konzentrieren sich auf Ihren Atemrhythmus. Beobachten Sie Ihren Atem für eine Weile und beenden dann die Übung.

Achtsames Essen verbindet uns mit der Nahrung, die uns von der Natur, den Lebewesen und dem Kosmos geschenkt wird, und drückt unsere Dankbarkeit dafür aus.

Thich Nhat Hanh

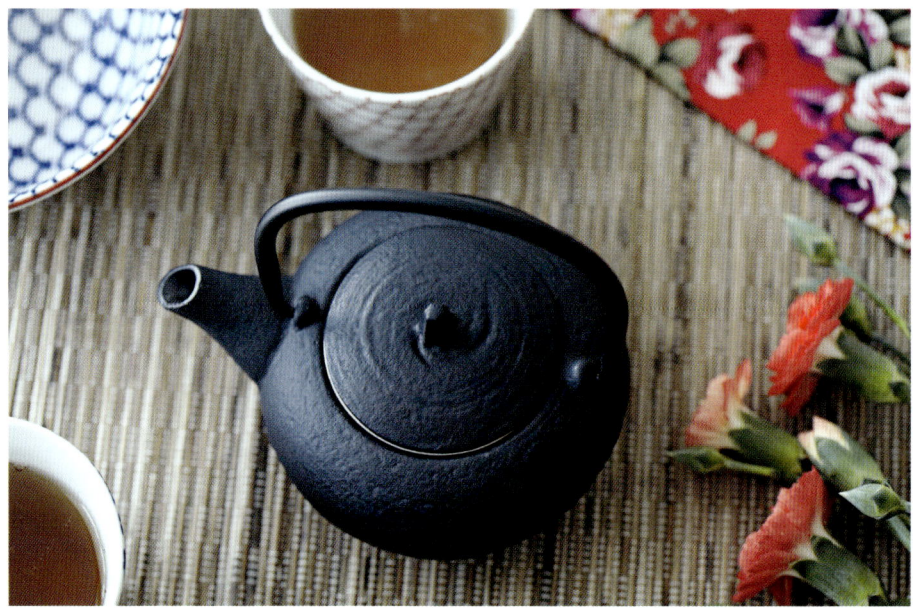

Das Trinken einer Tasse Tee kann, achtsam ausgeführt, zu einer äußerst intensiven Erfahrung führen.

Alltagsmeditation Essen: nur ein Apfel

Die nachfolgende Übung lässt sich natürlich mit fast jedem Lebensmittel machen. Wir haben uns für einen Apfel entschieden. Den essen die Japaner genauso gerne wie wir. Außerdem ist er ein ideales Lebensmittel für den Hunger zwischendurch.

Wenn möglich, sammeln Sie sich kurz mit ein paar Atemzügen in Ihrer Mitte. Nehmen Sie den Apfel in die Hand. Betrachten Sie ihn genau. Wie sieht er aus? Welche Form hat er? Wie fühlt er sich an?

Gleiten Sie mit den Fingern über den Apfel. Machen Sie nichts anderes.

Konzentrieren Sie sich ausschließlich auf den Apfel.

Jetzt heben Sie den Apfel zum Mund. Beißen Sie noch nicht zu, sondern riechen und spüren Sie den Apfel nochmals. Nun nehmen Sie einen genüsslichen Bissen und beginnen zu kauen. Kauen Sie langsam und oft, ruhig zehn- bis 20-mal. Spüren Sie, was passiert, welche Geschmacksveränderungen eintreten? Beim Schlucken achten Sie darauf, was sich verändert.

Wenn Gedanken oder Gefühle aufkommen, beobachten Sie diese, aber verlieren Sie sich nicht darin. Kehren Sie immer wieder zum Apfel zurück. Essen Sie den Apfel ruhig auf, so viel Zeit sollte sein. Am Ende der Alltagsmeditation Essen sammeln Sie sich kurz mit ein paar Atemzügen wieder in Ihrer Mitte.

*„Kisa Ko" (Alltags-
meditation Trinken)*

喫
茶
去

Alltagsmeditation Trinken: nur eine Tasse Tee

In der Achtsamkeit und Wachheit im Moment, wie etwa beim Trinken einer Tasse Tee, liegt die Essenz des Zen.

Wenn Sie sich ganz auf diese Übung einlassen und sich ausreichend Zeit schenken, so kann aus dieser Übung eine äußerst intensive Erfahrung entstehen – die Ihnen dabei hilft, wieder zu sich zu kommen, sich frei und dabei im Moment aufgehoben zu fühlen.

Nehmen Sie sich Zeit und ziehen Sie sich in einen ruhigen Raum zurück. Setzen Sie sich auf den Boden, auf ein Kissen oder auf einen Stuhl an einen Tisch und stellen Sie eine Tasse Tee vor sich hin. Es kann natürlich auch ein Glas Wasser oder ein anderes Getränk sein. Lassen Sie sich ganz darauf ein.

Zuerst sammeln Sie sich wieder kurz in Ihrer Mitte, indem Sie Ihre Gedanken auf die Atembewegung in Ihrem Unterbauch richten.

Nun versuchen Sie, sich mit größtmöglicher Achtsamkeit auf den Vorgang des Trinkens zu konzentrieren. Lassen Sie sich ganz darauf ein.

Greifen Sie zu dem Glas oder der Tasse vor sich. Beobachten Sie mit Ihrem Geist, wie Sie sich leicht nach vorne beugen, wie sich Ihr Arm und Ihre Hand senken, wie sich Ihre Finger um das Trinkgefäß oder den Henkel der Tasse schließen und wie sich Ihr Arm anschließend wieder hebt, um das Gefäß an die Lippen zu führen. Versuchen Sie, alle Gedanken auf die einzelnen Bewegungen zu sammeln. Lassen Sie sich ganz auf diese Übung ein. Vergessen Sie gestern und morgen und seien Sie wach für den Augenblick.

Öffnen Sie Ihre Lippen und beobachten auch dies. Nehmen Sie einen Schluck von dem Getränk, schmecken und spüren Sie es im Mund. Fühlen Sie seine Kälte oder Wärme und seine Konsistenz. Schmecken Sie nach – auch jedes Wasser schmeckt anders.

Stellen Sie das Getränk wieder ab und wenden Sie diesem Vorgang die gleiche Aufmerksamkeit zu wie dem Aufnehmen des Glases oder der Tasse. Wiederholen Sie die Übung, bis das Trinkgefäß leer ist.

Am Schluss kommen Sie wieder zurück in Ihre Mitte und konzentrieren sich eine Weile wieder auf den natürlichen Rhythmus Ihrer Atmung.

Alltagsmeditation Küche reinigen

Kleine, einfache, sich wiederholende Bewegungen sind bereits Meditation. Dazu gehören zum Beispiel das Heben und Senken der Bauchdecke durch den Atem, aber ebenso das Abspülen der Teller und Tassen. Lassen Sie sich ganz ein auf das was Sie tun und machen Sie das Abspülen zu Ihrer Alltagsübung (Samu). In den Zen-Klöstern Japans sind die Mönche zu Anfang immer in der Küche und üben sich im Zen des Abspülens oder auch im Hin- und Herschwenken eines Besens beim Kehren, im Wischen oder Staubsaugen des Bodens. In dieser Alltagsübung versuchen Sie sich zuerst mithilfe Ihres Atems und der Konzentration in Ihre Mitte vorzubereiten und dann ganz auf das Tun einzulassen.

Ziehen Sie sich zurück, um für eine Weile in Ruhe zu sein. Nehmen Sie sich eine bestimmte Zeitspanne für die folgende Alltagsübung vor, bei der Sie die Tassen und Teller abspülen, den Boden fegen, wischen oder saugen oder auch andere einfache Tätigkeiten Ihres Alltags ausführen.

Am Anfang ist es besser, dafür nicht zu viel Zeit einzuplanen, fünf bis zehn Minuten reichen. Versuchen Sie die Achtsamkeit über die Zeitspanne hinaus im anschließenden Tun aufrechtzuerhalten. Erinnern Sie sich immer wieder und holen Sie sich in den Moment durch achtsames Tun zurück.

In Japan spricht man gerne auch im normalen Alltag von „Nair kiru koto" – Es geht ums Eins werden. Auch im Zen heißt es: „Zen wa kibun ni naru" – Zen bedeutet, Eins werden mit dem Gefühl des Moments.

Das ist schon alles. Es geht hierbei nicht darum, ob Sie Hausarbeit mögen oder nicht mögen. Lassen Sie sich ganz ein auf das was Sie tun – das ist der Weg der Befreiung aus den Zwängen unseres Geistes und führt zu immer mehr Achtsamkeit und Wachheit in allen Bereichen des Lebens.

Stellen Sie sich aufrecht hin. Ihre Beine sind schulter- oder hüftbreit geöffnet und die Knie leicht angewinkelt. Sie haben einen guten Stand. Ihr Becken ist dabei leicht abgesenkt (wie im Basisstand siehe Seite 72). Legen Sie Ihre Hände auf Ihren Unterbauch und lassen Sie sich auf die Atembewegungen in Ihrer Mitte (Hara) ein. Sammeln Sie sich für einige Minuten und gehen Sie in die eigentliche Übung. Versuchen Sie, sich in Gedanken auf Ihre Fußsohlen zu sammeln und den Platz unter Ihren Füßen zu spüren. Nun beginnen Sie langsam mit dem Abspülen,

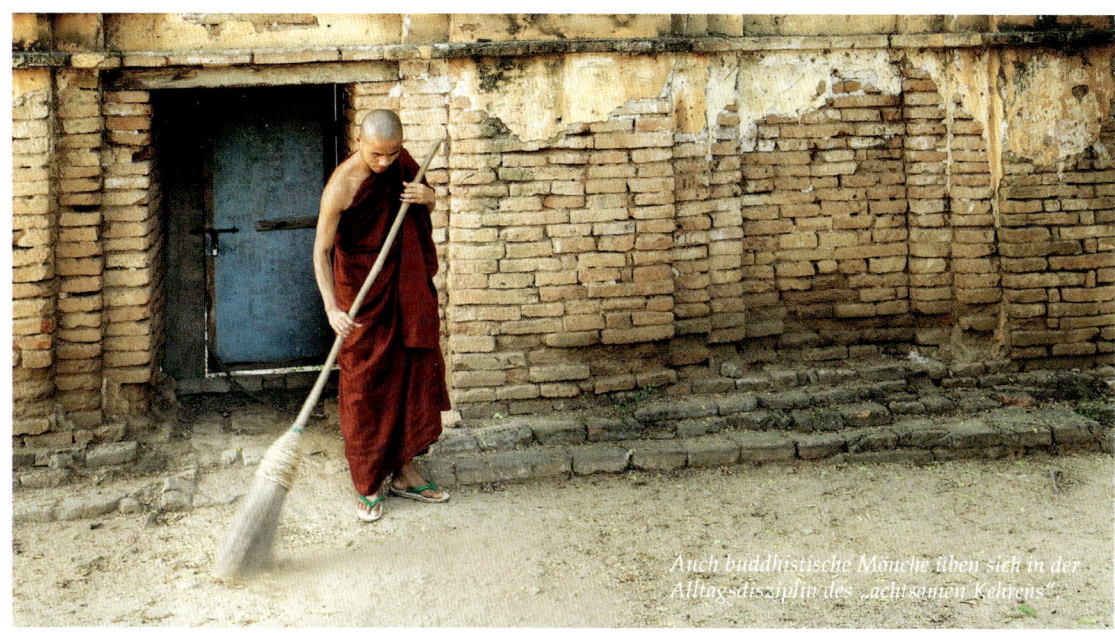

*Auch buddhistische Mönche üben sich in der
Alltagsdisziplin des „achtsamen Kehrens".*

Kehren, Staubsaugen oder Wischen,
links und rechts, vorne und hinten, oben
unten. Immer eine Bewegung nach der
anderen, das ist alles.

Geben Sie all Ihre Wachheit und Achtsamkeit in das Spülen, Kehren, Staubsaugen oder Wischen des Fußbodens.
Beginnen Sie langsam und achtsam,
bei guter Achtsamkeit geht das auch
schneller. Wählen Sie für diese Übung
einen bestimmten Teil einer Tätigkeit
aus, in der Sie sich ganz bewusst üben.
Das ist im Zusammenhang mit dem
Kochen beispielsweise das Abspülen.
Aber auch andere Alltagstätigkeiten
Ihres Lebens sind für eine Meditation
geeignet. Nur nicht zu viel vornehmen:
erst einmal nur diesen einen Teller
abspülen, nur ein Zimmer kehren

oder ein Stück des Hausflurs wischen.
Bei all diesen Haushaltstätigkeiten – die
man oft als lästig empfindet, weswegen
man sie achtlos und nebenbei erledigt –
ist das Tun das Ziel.

Es geht nicht darum, etwas schnell
fertig machen zu wollen. Sammeln
Sie sich stattdessen immer wieder auf
Ihre Tätigkeit. Versuchen Sie, Ihren
Geist ganz darauf zu konzentrieren,
bis Sie sich im besten Fall ganz verges-
sen und eins werden mit Ihrem Tun.
Wenn Sie Ihre Arbeit beendet haben,
dann kommen Sie noch einmal in Ihre
Mitte und konzentrieren sich auf Ihren
natürlichen Atemrhythmus. Beobachten
Sie Ihren Atem für eine Weile.
Dann öffnen Sie Ihre Augen und been-
den die Übung.

Karma-Praxis:
Ein Lächeln schenken

Karma nennt man im Buddhismus das Gesetz von Ursache, Verbindung und Wirkung. So ist ein Samenkorn die Ursache für einen Apfel. Trotzdem wird nicht aus jedem Samenkorn eine Frucht. Die Verbindung zwischen Ursache und Wirkung kommt erst dadurch zustande, dass ein Samen gepflegt, gedüngt, von der Sonne beschienen und vom Regen genährt wird. Nur dadurch entsteht die Wirkung – in diesem Beispiel die Frucht. Diese Früchte können ein schnelles unmittelbares Geschenk sein, aber auch über längere Zeit heranreifen. Karma aufzulösen und frei zu werden bedeutet, sich einem anderen empfindenden Wesen ohne eine bestimmte Absicht zuzuwenden oder ihm durch Sprechen oder Tun etwas zu geben, ohne etwas dafür zu wollen oder zu bekommen. Versuchen Sie in Ihrem Alltag zu geben, ohne irgendetwas von anderen zu erwarten. Es sollte sich bei dieser Übung natürlich nicht nur um den Austausch von Materiellem handeln. Versuchen Sie, Menschen, die Ihnen begegnen, ein Lächeln, ein gutes Wort, eine liebevolle Geste oder eine Tat zu schenken. Das nennt man Karma-Praxis.

Die innere Praxis besteht darin, sich durch Meditation und Versenkung zu üben. So können sich die Geistestrübungen klären. Im Licht der Gegenwart lösen sich die Schatten von Vergangenheit und Zukunft auf, die in besonderer Weise an das Ich gebunden sind. So können Sie sich ganz auf den Moment, auf das Jetzt einlassen.

Um äußere Karma-Praxis im Alltag zu üben, lassen Sie sich folgendermaßen auf Ihr Gegenüber ein: Sie hören gut zu, was er Ihnen sagt, schenken ihm ein Lächeln und sind für ihn da, wenn er sich an Sie wendet. All das bedeutet Geben. Es sollte nicht von eigennützigen Absichten getragen sein. Seien Sie einfach da. Auch wenn Sie den Eindruck haben, dass Sie jemanden verletzt haben, so haben Sie in jedem Moment die Möglichkeit, dies zu erkennen und mit dieser Erkenntnis innerlich neu zu beginnen. So lösen Sie sich stetig aus der Verstrickung Ihres Ich. Im Zen heißt es:

Der Fehler ist
die Grundlage des Erfolges.
(Japanisch: Shippai wa
Seiko no motto.)

Kalligraphie: Der Weg im Schreiben

Eine weitere Übung der Achtsamkeit ist die Kalligraphie, sie ist Misayos Form der Meditation. Diese Kunst können Sie mit den Schriftzeichen auf dieser Seite üben. Es sind die Zeichen für den berühmten Vers: „Ichi Go Ichi E" mit der Bedeutung: „Diese Begegnung ist einmalig im Leben". Wir treffen uns kein zweites Mal hier, jetzt, in dieser Situation. Diese Situation jetzt ist gerade darum so kostbar.

Sich ganz auf diesen Moment einlassen lernen, dafür ist Shodo, „Der Weg des Schreibens" (Kalligraphie) ein wunderbarer Weg.

Zuerst versuchen Sie, sich wieder in Ihrer Mitte zu sammeln und aus der Sammlung in die Bewegung des Schreibens zu gehen.

Nehmen Sie ein Blatt Papier, einen Pinsel und Tusche oder einen Bleistift. Jedes Zeichen hat eine bestimmte Strichfolge. Folgen Sie der Nummerierung und den Pfeilen im Bild rechts. Es geht dabei immer wieder darum, sich auf das Objekt – in diesem Fall die Pinselspitze – zu konzentrieren und sich mehr und mehr auf das Tun einzulassen, bis Sie ganz im Moment aufgehen. Am Ende sammeln Sie sich auch wieder in Ihrer Mitte, um die Übung abzuschließen. Sie können den Satz einmal oder, wenn Sie möchten, auch mehrmals hintereinander auf das Papier schreiben. Am besten nehmen Sie sich eine bestimmte Zeitspanne zum Üben vor. Wichtig: Die innere Haltung zählt. Es ist nicht wichtig, dass die Kalligraphie schön wird.

Alle in diesem Kapitel aufgeführten Übungen können Ihnen helfen, achtsamer und erfüllter zu leben. Denn wenn Sie diesen Moment der Übung mit Ihrem ganzen Leben erfüllen, sich achtsam ganz darauf einlassen, haben Sie bereits in diesem Moment ein erfülltes Leben.

Jedes Zeichen hat eine bestimmte Strichfolge. Folgen Sie der Nummerierung und der Pfeilrichtung.

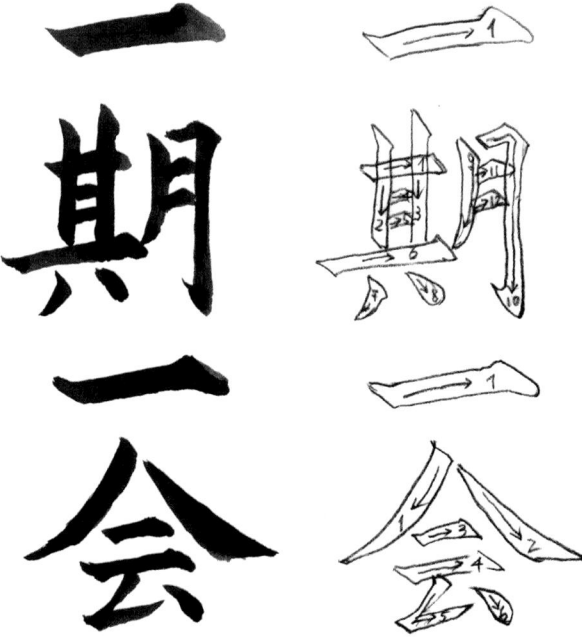

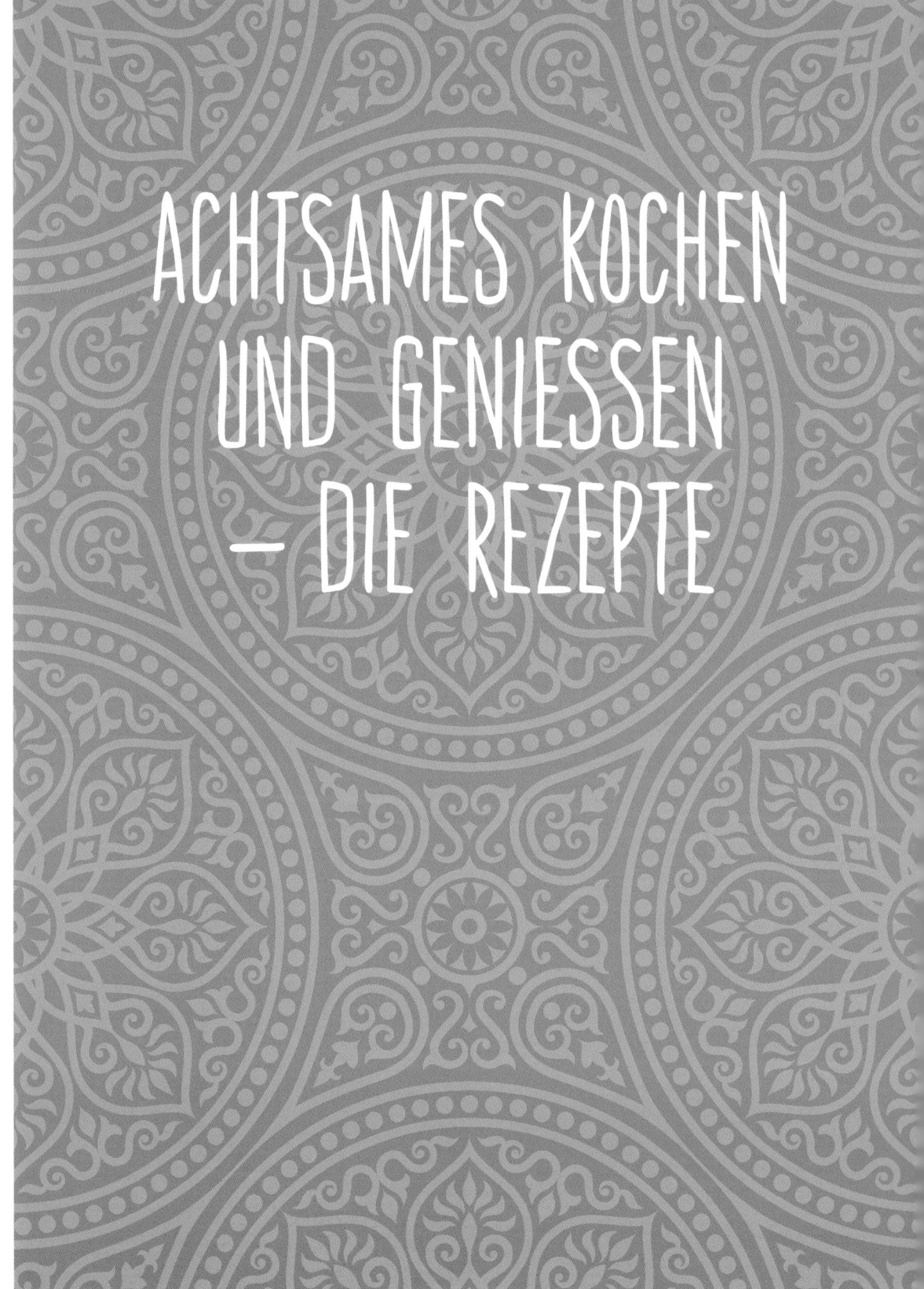

ACHTSAMES KOCHEN UND GENIESSEN
— DIE REZEPTE

Essen und Trinken sind Vitalkräfte, sie sind im wahrsten Sinne des Wortes „Leben spendend".

Warum wir sind, was wir essen

Speisen und Getränke schenken uns Energie oder rauben sie uns, sie machen uns wach und glücklich oder lethargisch und gereizt. Sie bringen uns in Kontakt mit uns selbst oder lassen ihn uns verlieren, indem wir ein gestörtes Verhältnis zu ihnen entwickeln.

Wie und was wir zu uns nehmen, drückt immer auch den Grad der Wertschätzung aus, den wir für uns – als ein mit Körper, Geist und Seele ausgestattetes Wesen – empfinden. Unsere Nahrung ist wie der Atem etwas Essenzielles, unseren Lebensstil prägendes und auch ein Bild unseres Selbst. Wenn wir dies (be-)achten, so fällt es uns ganz leicht zu sehen, wie alle Leben spendenden Komponenten durch unsere Ernährung gespeist werden. Wir fühlen das dann auch gleich: So tut uns beispielsweise eine ungünstige Zusammensetzung von Mahlzeiten nicht gut, weil bestimmte Nährstoffe zu reichlich und andere zu wenig darin vorkommen (z. B. bei Fast Food oder einem in der Mikrowelle erhitzten Fertiggericht). Was uns außerdem nicht guttut, ist ein Essen in einer Umgebung, die nicht angenehm und entspannend ist, in der wir uns dem Essen nicht achtsam widmen können. Insofern kann Essen für ein energetisches Ungleichgewicht sorgen und uns schwächen, uns dick und müde machen. Im Gegenteil dazu regt eine ausgewogene Zusammenstellung von Nahrungs- und Lebensmitteln unseren Energiefluss an, stärkt den Körper und balanciert komplexe Stoffwechselprozesse aus. So ist Ernährung ein besonders wichtiger Baustein, uns gesund zu erhalten.

Essen ist die Liebe zum Leben

Im Grunde genommen finden sich in vielen Küchen der Welt ausgewogene Rezeptkompositionen: Die mediterrane Küche mit ihrem Reichtum an frischem Gemüse und Kräutern, gesunden Ölen, Fisch, wenig Fleisch und Milchprodukten ist eine der bekanntesten und erfreut sich nicht umsonst auch bei uns großer Beliebtheit – zumal sie auch reichlich Genuss verspricht.

Mit Sicherheit spielt bei dieser Ernährungsweise und ihrem hohen gesund-
heitlichen und gesellschaftlichen Wert
auch die Tatsache mit hinein, dass Essen
in der Regel immer ein Gemeinschafts-
ereignis ist, das im Kreis von Familie und
Freunden immer noch häufig geradezu
zelebriert wird. Auch in anderen Kultu-
ren bedeutet Essen weit mehr als nur
Nahrungsaufnahme. Dass Gott beispielsweise in Frankreich lebt, wie die Spruch-
weisheit besagt, hat nicht nur etwas mit
den schönen Landschaften zu tun, sondern in erster Linie mit der Liebe zum
guten Essen, das sich durch alle gesellschaftlichen Schichten zieht und schon
Kleinkindern beigebracht wird. Auch
im asiatischen Raum gehört Essen und
Genießen zur alltäglichen Lebenskunst.
Ernährungswissenschaftler in aller Welt
sind sich zudem darüber einig, dass die
klassischen asiatischen Küchen mit der
chinesischen, japanischen, thailändischen
und vietnamesischen zu den aus gesundheitlicher Sicht wertvollsten der
Welt gehören.

Die japanische Küche

Das Besondere an der japanischen Küche
ist neben ihrem Eingebettetsein in die
japanische Kultur ihre unendliche Viel-
falt. Die Bandbreite reicht von ganz
einfachen Kreationen bis hin zu raffinier-
ten Gesamtkunstwerken, die Gaumen,
Nase und Auge erfreuen. Allen Gerichten
gemein ist, dass sie sehr fettarm sind und
stark auf den Eigengeschmack der verwendeten Produkte setzen. Entdecken
Sie auf den folgenden Seiten köstlich-
leichte Kreationen. Sie werden die japanische Küche und ihren klaren, frischen
Minimalismus lieben lernen. Alle Rezepte sind einfach zuzubereiten und
für Singles, Paare und Familien gleichermaßen geeignet. Die Zutatenmengen
lassen sich einfach halbieren oder ver-
doppeln, je nachdem, wie viele Gerichte
Sie auf den Tisch bringen möchten und
für wie viele Leute Sie kochen wollen.
Betrachten Sie die japanischen Rezepte
in diesem Kapitel als Inspiration für
eine leichte Küche, die Ihre Sinne und
Ihre Achtsamkeit anspricht.

Da der Buddhismus keine Dogmen kennt, möchten wir Sie darauf hinweisen, dass Sie die hier vorgestellte Ernährungsweise auch mit Ihren Lieblingsrezepten aus der mediterranen oder anderen leichten Küchen ergänzen können. Dabei können Sie sich an folgender Faustregel orientieren: Idealerweise stellen Sie Ihre Mahlzeiten mittags und abends immer aus zwei Handvoll Gemüse und / oder Salat und je einer Handvoll Eiweiß (Fleisch, Fisch, Tofu) und Beilagen (Reis, Kartoffeln, Nudeln) zusammen. Am Abend können Sie die Beilagen auch weglassen und dafür mehr Gemüse essen. Das Wichtigste aber ist, dass Sie Ihr Essen bewusst zubereiten und achtsam genießen und dass Sie sich dabei wohlfühlen. Die Pfunde werden dann wie von selbst schwinden.

Essen wird in Japan regelrecht zelebriert. Dazu gehört unbedingt ein schön gedeckter Tisch.

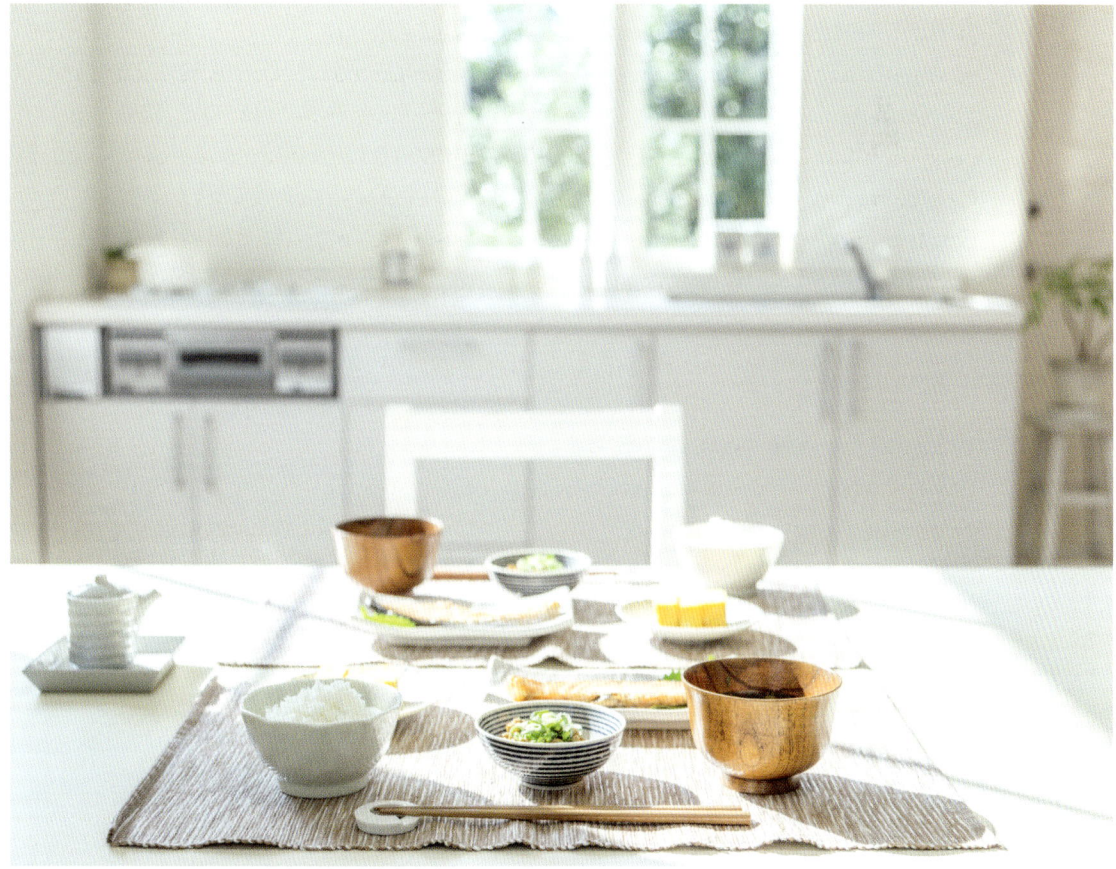

Bewusst genießen

Bevor es ans Genießen geht, nachstehend noch einige Empfehlungen rund um das Thema Kochen, die Sie ganz einfach in Ihren neuen achtsamen Ernährungsalltag integrieren können.

Kaufen Sie mit allen Sinnen ein

Machen Sie einen Bummel über den Wochenmarkt und lassen Sie die Eindrücke auf sich wirken. Betrachten Sie die bunten Stände mit Obst und Gemüse, erschnuppern Sie den Duft von frischen Kräutern, ertasten Sie reife Früchte und probieren Sie sich durch das Angebot von Käse- und Wurstverkäufern. Nirgendwo bekommt man mehr Lust auf frische, saisonale Bio-Lebensmittel aus der Region und lernt den Wert von guten Lebensmitteln besser zu schätzen.

Kochen Sie selbst

Kochen macht Spaß und wirkt zudem entspannend nach einem langen Tag. Außerdem schmeckt selbst gekochtes Essen einfach besser. Die größtenteils japanischen Rezepte ab Seite 101 werden Ihnen von Anfang an Freude bereiten. Sie sind sehr einfach und schnell zubereitet und schmecken köstlich. Dass Selbstgekochtes gesünder ist als Fertig-gerichte, Fast Food oder Essen aus der Kantine liegt schon allein deshalb auf der Hand, weil Sie selbst entscheiden und auswählen, welche Lebensmittel in Ihr Essen kommen. Sie beschließen, was Sie kochen und bestimmen auch, welche Nährstoffe auf Ihrem Teller oder in Ihrer Schüssel landen. So können Sie auf Dickmacher wie versteckte Fette, Zucker, Konservierungsmittel, Farb- und Aromastoffe sowie Geschmacks-verstärker getrost verzichten.

Zum Mitnehmen in die Arbeit oder Schule finden Sie zahlreiche Rezepte für die Bentobox in diesem Buch. Sie sind durch das Stäbchen-Symbol auf einen Blick zu finden.

Essen Sie regelmäßig

Körper, Geist und Seele brauchen regel-mäßig Essen und Trinken. So bleibt der Energiefluss erhalten, man fühlt sich tagsüber leistungsfähig und konzentriert und angenehm gesättigt. Versuchen Sie deshalb, feste Mahlzeiten einzuhalten. Ein Essen ausfallen zu lassen, bedeutet Hunger und auch Nährstoffmangel. Dann fühlen Sie sich schnell unkonzen-triert, schwach und gereizt. Im Zweifels-fall greift man dann wahllos zu „irgend-etwas" und wird dabei auch leicht maßlos, sprich: man isst zu viel. Ideal

DAS ESSEN – EIN FEST

*Bei einem japanischen Essen – das immer ein kleines Fest ist – werden gerne
Gegensätze bei der Zubereitung der Gerichte kreiert und harmonisch miteinander
verbunden. Eine perfekte Mahlzeit zeichnet sich daher unter anderem durch die
Grundfaktoren Farbe, Aroma und Geschmack, Temperatur und Konsistenz aus.
Man liebt den Kontrast von hell und dunkel auf dem Teller, von Frischem und
Getrocknetem, von Fleisch und Fisch, Tofu und Gemüse. Auf eine kalte Vorspeise
folgt ein heißes Gericht, auf etwas Salziges etwas Süßes. Aus unserer westlichen
Sicht hat japanisches Essen einen fast zeremoniell anmutenden Charakter, denn
Japaner legen sehr viel Wert auf das Aussehen ihrer Speisen und wie sie präsen-
tiert werden (siehe auch Seite 102, Bento). Auch die Schneidetechnik als Bestandteil des Kochens ist eine Kunst, die besonders deutlich zutage tritt bei Sashimi,
der traditionellen Zubereitungsweise für frischen rohen Fisch.*

*In Japan gibt es übrigens keine feste Menüfolge wie bei uns üblich. In der Regel
serviert man alle Speisen gleichzeitig in kleinen Schälchen. Ein einfaches Essen
besteht aus drei bis fünf Gerichten. Dabei wird auf verschiedene Zubereitungs-
arten geachtet. Fast immer auf dem Tisch stehen: Reis, klare Suppe und einge-
legtes Gemüse. Es kann dazu beispielsweise ein Eintopfgericht und gegrillter
oder gebratener Fisch serviert werden. Gegessen wird mit Essstäbchen direkt
aus den Schälchen. Ein Dessert gibt es bei einem typischen japanischen Essen
nichts, dafür trinkt man nach dem Essen meistens Tee.*

ist ein Rhythmus aus drei festen Mahlzeiten mit mehrstündigen Pausen dazwischen. In Japan isst man zum Frühstück
gerne Reis und Suppe mit eingelegtem
Gemüse. Sie können dazu Rezepte aus
diesem Buch auswählen. Wenn Ihnen der
Gedanke, morgens Suppe zu essen, nicht
zusagt, können Sie natürlich auch zu
einem leichten Frühstück Ihrer Wahl

greifen. Wichtig ist vor allen Dingen:
Nehmen Sie sich genügend Zeit und
genießen Sie es achtsam. Mittags können
Sie beispielsweise ein warmes vegetari-
sches Gericht zubereiten – nach Belieben
auch ergänzt um Fisch oder Fleisch.

Wenn Sie tagsüber unterwegs sind, können Sie Mitgebrachtes aus der Bentobox essen und abends wieder etwas Warmes zubereiten.

Essen Sie, wenn Sie Hunger haben

Bleiben Sie Ihrem Vorhaben treu und halten die einfache Regel von drei Mahlzeiten am Tag ein. Dazwischen können Sie einen Apfel essen oder ein paar Nüsse knabbern, wenn sich ein leichtes Hungergefühl einstellt. Hilfreich bei Heißhunger ist auch eine Tasse Tee oder ein Glas Wasser. Wenn Sie hingegen essen, um sich für etwas zu belohnen, um den Stress des Tages zu bewältigen oder um schlechte Gefühle wegzufuttern, dann essen Sie automatisch mehr, als Sie zum Sattwerden benötigen. Soll die Seele wirklich satt werden, dann brauchen Sie etwas anderes – zum Beispiel eine Umarmung, eine kurze Auszeit oder auch mal einen Wutausbruch. Seien Sie geduldig und wohlwollend mit sich selbst. So kann es gelingen, die Verknüpfung Ihrer seelischen Bedürfnisse mit Essensgelüsten aufzulösen. Fragen Sie sich deshalb vor jeder Mahlzeit ganz ruhig und wertfrei: „Warum möchte ich das essen, und warum gerade jetzt?"

Nehmen Sie sich Zeit

Essen Sie im Sitzen – und nehmen Sie sich Zeit. Das funktioniert auch im Büro am Schreibtisch. Räumen Sie den Tisch frei und decken Sie ihn möglichst schön ein. Freuen Sie sich auf Ihr Essen. Verzichten Sie dabei auf Fernseher, Zeitung, Surfen im Internet oder ein Telefonat. Legen Sie in Ihrer täglichen Umgebung einen Essensplatz fest, etwa in der Küche am Tisch oder auch in der Kantine oder am Schreibtisch. Wenn Sie etwas essen, dann ausschließlich dort, im Sitzen und ohne Ablenkung. Auch wenn es – zu Anfang – vielleicht etwas schwierig erscheint, ganz allein mit dem Essen zu sein: Es lohnt sich. Atmen Sie tief durch und genießen Sie, was Sie essen. Schmecken Sie! Riechen Sie an Ihren Speisen! Kauen Sie jeden Bissen langsam, genussvoll und bewusst. Fragen Sie sich beim Essen: „Bin ich noch hungrig?" Wer bewusst genießt, isst automatisch langsamer und wird nicht nur schneller satt, sondern ist danach auch viel zufriedener. Essen ist kein Zeitvertreib, sondern ein erfüllter und erfüllender Moment. Und Genießen geht nur mit Ruhe, Achtsamkeit und Respekt vor dem Essen und der Natur, die es uns geschenkt hat.

ACHTSAMES ESSEN IN ANLEHNUNG AN DAS ESSEN IM ZEN-KLOSTER

Das Herz die innere Haltung des miteinander Teilens.
Omote nashi no Kokoro.
Das Herz der anderen erfreuen und den anderen dienen.

Tischgebet:
Ich danke der Natur und den Menschen, die uns dieses Mahl bereitet haben.
Ich esse nur so viel, wie ich Gutes getan habe. Ich esse weder zerstreut noch
unbeherrscht. Ich nehme dieses Mahl zu mir, um mich gesund zu erhalten und
den Weg beschreiten zu können.

Im Kloster in Japan wie auch in allen anderen buddhistischen Ländern ist das
gemeinsame Teilen ein besonderes Ritual. Sinn dahinter ist die Wertschätzung
für die Nahrung selbst und für das Gegenüber. Jeder nimmt dazu mit Daumen
und Ringfinger drei bis fünf Körner Reis (es kann auch etwas anderes sein),
legt sie in eine kleine Schale und stellt diese zum Beispiel auf den Hausaltar.
Später teilt man die Gabe mit den Vögeln oder Fischen.

Trinken Sie genug

Pro Tag sollten Sie mindestens 1,5 Liter Flüssigkeit – am besten Wasser oder Tee – zu sich nehmen. Wasser ist Leben und die Basis für einen gut funktionierenden Stoffwechsel. Schon ein leichter Flüssigkeitsmangel macht müde und unkonzentriert. Oft fühlt man sich dann hungrig. Sorgen Sie deshalb dafür, immer eine Kanne Tee oder eine Flasche Wasser griffbereit zu haben und trinken Sie immer wieder achtsam und in kleinen Schlucken. Leitungswasser ist in Deutschland in vielen Städten und Gemeinden qualitativ hochwertig und wird streng kontrolliert; erkundigen Sie sich bei Ihren Stadtwerken nach der Wasserqualität.

Alkoholische Getränke wirken übrigens entwässernd und zählen nicht zur Flüssigkeitszufuhr dazu. Koffeinhaltige Getränke (Kaffee, Cola, schwarzer Tee) galten bisher auch als entwässernd, die Forschungslage hierzu ist allerdings nicht ganz eindeutig. In jedem Fall eignen sie sich nicht als Durstlöscher und sollten darum nur gelegentlich und nicht in großen Mengen getrunken werden.

Achtsames Essen

Legen Sie zu Beginn jeder Mahlzeit die Hände aneinander vor das Brustbein und danken Sie still für dieses Gericht. Wichtig beim achtsamen Essen ist die Achtsamkeit auf den Vorgang des Essens selbst: wie ich das Essbesteck aufnehme, wie ich das Essen zum Mund führe und anschließend das Riechen und Schmecken und Schlucken. Immer wieder ganz achtsam und wach.

- Die Schalen füllen
- Beginnen Sie schweigend zu essen in dieser Reihenfolge:
  Reis – Suppe – Reis – Suppe – Reis – Gemüse – Reis – Salat – Reis – Takuan (eingelegter Rettich).
- Versuchen Sie synchron mit den anderen am Tisch zu essen. Alle sind eine Einheit.
- Am Ende der Mahlzeit legen Sie nochmals die Hände aneinander und verbeugen sich.

Reis

Wir Japaner essen zu fast jeder Mahlzeit Reis und meist auch Suppe. Jede japanische Familie hat deshalb einen Reiskocher. Aber auch im normalen Kochtopf lässt sich der Reis einfach zubereiten. Machen Sie es einfach so, wie es auf der Packung beschrieben ist. Besonders gut schmeckt Sushi-Reis, auch sehr zu empfehlen sind California-Reis, Milchreis oder Jasmin-Reis. Kochen Sie ihn möglichst bissfest.

Und: Bereiten Sie immer gleich zu Beginn des Kochens den Reis zu. Wenn die anderen Speisen fertig sind, ist der Reis auch perfekt.

REIS KOCHEN – SO GEHT'S

Für zwei Personen 200 g Reis in ein Sieb geben und mit kaltem Wasser abspülen, bis das abfließende Wasser klar ist (drei- bis viermal). Den Reis dann im Sieb abtropfen lassen. Anschließend in einen Topf geben und 220 – 240 ml Wasser dazugießen. Zum Kochen bringen. Wenn das Wasser sprudelnd kocht, die Hitze reduzieren und den Reis zugedeckt bei kleiner Hitze etwa 15 Minuten kochen. Währenddessen nicht rühren! Den Herd ausschalten und den Reis noch ca. 10 Minuten ziehen lassen.

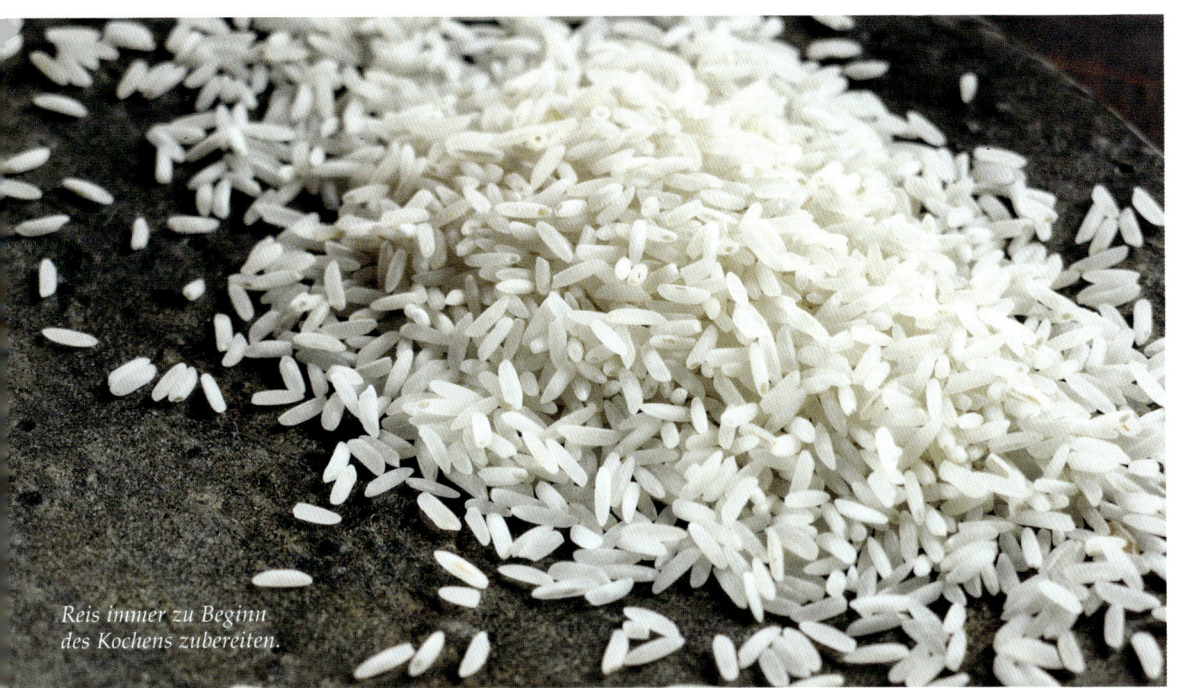

Reis immer zu Beginn des Kochens zubereiten.

ZEN-KLOSTER FRÜHSTÜCK — O-KAJU

FÜR ZWEI PERSONEN

80 g   **Reis**
ca. ½ TL   **Salz**
Sesamsamen und Sojasauce
(nach Belieben)

1 Am Abend vorher den Reis gründlich waschen (siehe links) und mit 550 ml Wasser in einen Topf geben. Zugedeckt über Nacht stehen lassen.

2 Am nächsten Morgen das Wasser bei großer Hitze zum Kochen bringen. Wenn es kocht, die Hitze reduzieren und den Deckel auflegen. Den Reis bei kleiner Hitze 30–40 Minuten weich kochen. Der Reis hat eine eher flüssige Konsistenz, ähnlich wie bei Risotto.

3 Den Reis nach Geschmack salzen und mit Sesamsamen und Sojasauce würzen. In Ruhe genießen.

Tipp: Dieses klassische Klosterfrühstück sättigt hervorragend und versorgt Sie mit allen Nährstoffen, die Sie für einen guten Start in den Tag benötigen. In Japan isst man dazu gerne Salzpflaumen und eingelegten Rettich.

ACHTSAM ESSEN – AUCH UNTERWEGS: MIT BENTO

Unter Bento versteht man die japanische Tradition, Lebensmittel oder kleine fertig gegarte Speisen in kleinen Häppchen möglichst platzsparend zu verpacken, mitzunehmen (z. B. ins Büro, in die Schule oder auf einen Ausflug) und so zu servieren. Bento ist gewissermaßen ein Mix aus Brotzeitdose (von ganz schlicht bis hin zu edel) und Pausenbrot.

*Grundsätzlich gibt es Bento schon seit dem 5. Jahrhundert. Die ersten Bentoboxen bestanden aus dicken Bambusrohren. Diese boten eine hygienische Aufbewahrungsmöglichkeit für die frisch zubereiteten Speisen, da Bambus antiseptisch wirkt. Mit der Zeit wurden kleine, schlichte Holzdosen verwendet, die man nach der Mahlzeit wegwerfen konnte. So hatten die Menschen bei der Jagd, auf dem Feld oder in der Schlacht immer eine vollständige Mahlzeit mit dabei. Im 15. Jahrhundert verbreiteten sich die Bentos in allen Gesellschaftsschichten. Die Schachteln wurden immer hochwertiger, farbig lackiert und hübsch verziert. Nun konnte man auch im Theater, zur Tee-*zeremonie oder sogar bei einer Beerdigung kleine Mahlzeiten reichen.*

Heute sind Bentos im japanischen Alltag eine Selbstverständlichkeit, man kauft gefüllte Boxen im Restaurant oder Supermarkt. Moderne Bentoboxen gibt es aus Plastik, Alu oder Holz. Sie sind meistens unterteilt und manchmal auch mehrstöckig. Es gibt kleine Bentoboxen für Kinder und Boxen mit vier Etagen für den Familienausflug. In manchen kann man sogar heiße Suppe transportieren. Wichtig ist, dass sie luft- und wasserdicht sowie gut verschließbar sind. Klickverschlüsse sind weniger geeignet, da hier leicht etwas auslaufen kann. Man bekommt die Boxen in größeren Asienläden oder auch im Internet (Bezugsquellen siehe Seite 142). Nicht wundern, die Boxen sind sehr klein. Das liegt daran, dass die Japaner den Platz in den Bentos optimal nutzen.

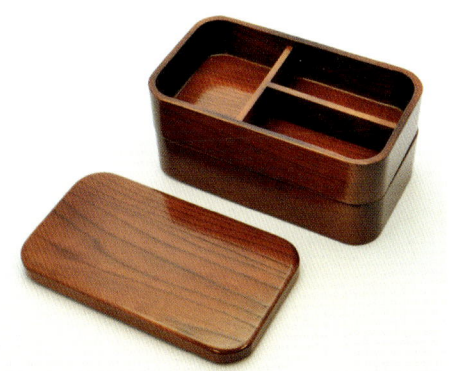

Beim Packen der Bentobox gelten einige Regeln:

• Alle Speisen sollten leicht zu essen sein, also entweder mit Stäbchen oder mit den Fingern.

• Die Speisen sollten selbst gemacht sein.

• Die Portionen müssen klein sein.

• Das Bento soll appetitlich und hübsch angerichtet sein.

• Alles sollte mundgerecht und so platzsparend in die Box gefüllt sein, dass kein freier Platz mehr vorhanden ist. Könner achten auf harmonische oder komplementäre Farbverläufe, auf gegensätzliche Formen und Konsistenzen der jeweiligen Speisen. Das heißt, grüne Speisen kommen neben gelbe, weiche zu harten, runde in die Ecken der Box.

• Traditionell bestehen Bentos aus vier Teilen Reis, drei Teilen Fleisch oder Fisch, zwei Teilen Gemüse und eventuell einem Teil Süßem.

• Die Zubereitung einer Bentobox ist eine Kunst für sich und auch die Garnitur spielt eine entscheidende Rolle. Dafür dienen die verwendeten Nahrungsmittel selbst (zum Beispiel kunstvoll ausgestochene Gemüsescheiben) oder essbare Blüten und Blätter und Algenstreifen.

• In Japan gibt es eine Vielzahl von Zeitschriften, die sich ausschließlich dem Thema Bento widmen. Aber auch im Internet wird man mittlerweile leicht fündig.

• Für das Packen einer Bentobox benötigt man etwa eine halbe Stunde. Wenn man Reste vom Vortag verwendet, geht es natürlich schneller.

Hier ein Vorschlag für eine unkomplizierte Zusammenstellung einer Bentobox mit Gerichten aus diesem Buch: Reis (siehe Seite 100), japanisches Omelett (siehe Seite 138), Hähnchen mit Teriyakisauce (siehe Seite 136) und Prinzessbohnen mit Sesamsauce (siehe Seite 125).

Aber auch viele andere Gerichte aus unserem Buch lassen sich in einer Bentobox gut kombinieren.

Ob sich ein Gericht eignet oder nicht, erkennen Sie auf einen Blick daran, ob es mit dem Stäbchen-Symbol ausgezeichnet ist.

MISOSUPPE MIT TOFU

FÜR ZWEI PERSONEN

100 g	Seidentofu
1	Frühlingszwiebel
1 TL	Dashipulver (japanische Fischbrühe)
	oder vegane Dashibrühe (siehe Seite 105)
2 EL	Misopaste
1 EL	Instant-Wakame

❶ Den Tofu in kleine Würfel schneiden. Die Frühlingszwiebel putzen, waschen und in sehr feine Ringe schneiden.

❷ 400 ml Wasser in einem Topf zum Kochen bringen und das Dashipulver einrühren. Oder 400 ml vegane Dashibrühe (siehe Seite 105) in einem Topf erhitzen. Die Brühe einmal kurz aufkochen und die Hitze sofort reduzieren. Die Misopaste unterrühren und die Instant-Wakame einstreuen. Die Tofuwürfel dazugeben und bei kleiner Hitze kurz erwärmen. Die Brühe jetzt nicht mehr kochen lassen.

❸ Die Suppe in zwei Schälchen anrichten und mit Frühlingszwiebelringen bestreut servieren.

Variante: Für eine etwas reichhaltigere Suppe können Sie nach Belieben Kartoffelwürfel, Zwiebelwürfel und Shiitakepilze oder anderes Gemüse in der Brühe kochen.

Info: Die japanische Fischbrühe Dashi wird aus getrockneten Bonitoflocken (Thunfisch) und Kombu (Algen) zubereitet. Sie bekommen Dashipulver im Asienladen. Es muss nur noch in kochendes Wasser eingerührt werden

VEGANE DASHIBRÜHE

FÜR 800 ML

1 Stück   Kombu-Alge (5 cm lang)
2   getrocknete Shiitakepilze

1   Den Kombu mit Küchenpapier ab-
tupfen und in eine Schüssel mit kaltem
Wasser geben. Die Shiitakepilze in einer
zweiten Schüssel mit Wasser bedecken
und 15 Minuten einweichen.

2   Die Shiitakepilze mit dem Einweich-
wasser in einen Topf mit 800 ml Wasser
geben. Kombu dazugeben und das Wasser zum Kochen bringen. Sobald das
Wasser kocht, Kombu wieder herausnehmen und die Pilze bei kleiner Hitze
ca. 3 Minuten köcheln lassen.

3   Die Shiitakepilze herausnehmen
und die Brühe nach Rezept weiterver-
wenden.

Info: Die vegane Dashibrühe hält sich
zugedeckt etwa eine Woche im Kühlschrank und eignet sich für viele Zu-
bereitungen. Die Pilze können Sie noch
für ein anderes Gericht verwenden.

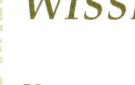

WISSENSWERTES

*Vegan zu essen ist ein seit einiger Zeit ein absoluter Trend hier im Westen.
In allen buddhistischen Klöstern Asiens essen die Mönche und Nonnen schon
seit über 2500 Jahren vegan! Eine vegane Ernährung verzichtet vollständig
auf Lebensmittel tierischen Ursprungs.*

BUCHWEIZENNUDELSUPPE MIT ENTE

FÜR ZWEI PERSONEN

100 g	*Entenbrustfilet ohne Haut*
2	*Frühlingszwiebeln (nur das Grün)*
180 g	*Buchweizennudeln (ersatzweise*
	Udon-Nudeln oder Bifun)
2 TL	*Dashipulver (japanische Fischbrühe)*
3 ½ – 4 EL	*Sojasauce*
3 EL	*Mirin (süßer Reiswein)*
1 TL	*Ahornsirup*
2 EL	*Sake (Reiswein)*
1 Stück	*Lauch (15 g)*
1 TL	*Limettensaft (nach Belieben)*
	japanischer Sansho-Pfeffer (nach Belieben)

1 Das Entenbrustfilet kalt abspülen, trocken tupfen und in dünne Scheiben schneiden. Das Frühlingszwiebelgrün putzen, waschen und in etwa 5 cm lange dünne Streifen schneiden.

2 In einem Topf Wasser zum Kochen bringen. Die Buchweizennudeln darin nach Packungsanleitung kochen. In ein Sieb abgießen, kalt abschrecken und abtropfen lassen.

3 In einem zweiten Topf 600 ml Wasser zum Kochen bringen und das Dashipulver einrühren. Sojasauce, Mirin, Ahorn-sirup und Sake dazugeben und noch-mals aufkochen. Wenn das Wasser kocht, die Entenbruststreifen hineingeben und bei kleiner Hitze garziehen lassen. Den Lauch in sehr feine Ringe schneiden und dazugeben. Die gekochten Nudeln hinzufügen. Nochmals aufkochen, um Lauch und Nudeln zu erhitzen.

4 Die Nudeln auf zwei Schalen ver-teilen. Entenstreifen, Lauchringe und Frühlingszwiebeln darauf verteilen. Die Brühe daraufgießen und die Suppe nach Belieben mit Limettensaft und Sansho-Pfeffer würzen.

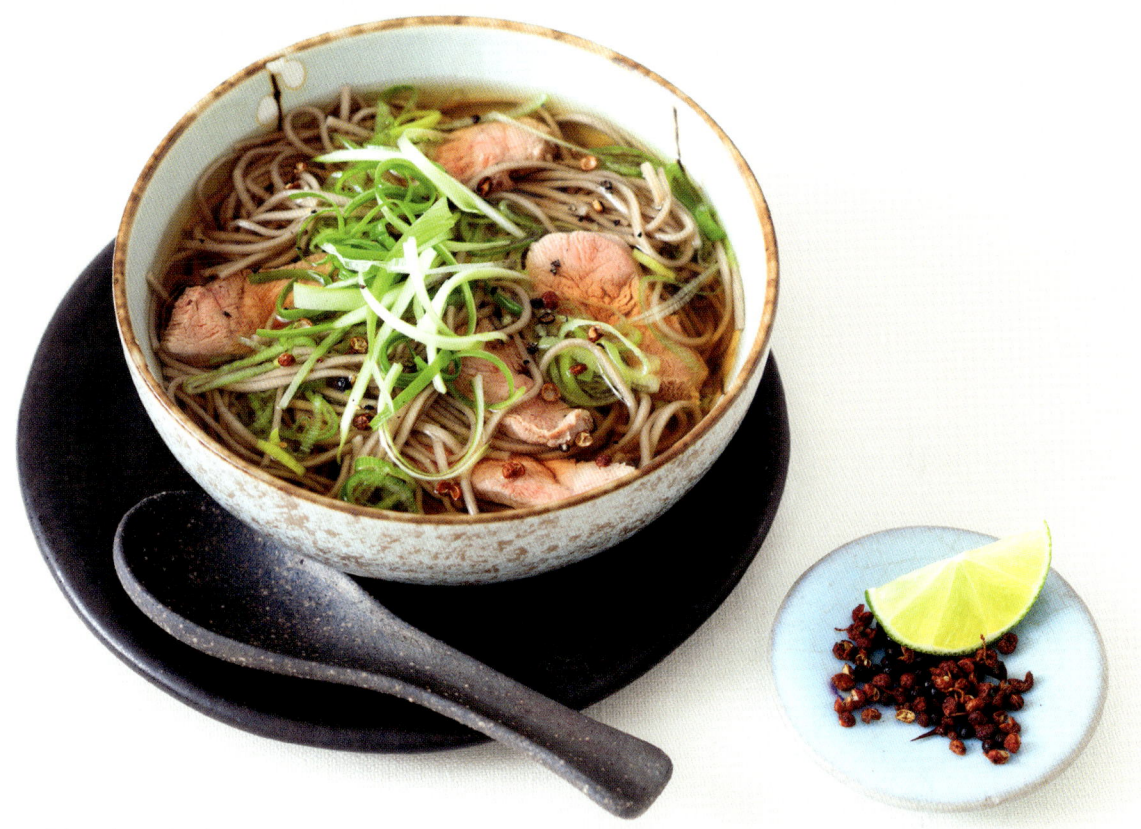

*Schmeckt auch mit veganer
Dashibrühe (siehe S. 105).*

DIE SUPPENKÜCHE

*Suppen sind ein unverzichtbarer Bestandteil der japanischen Küche. Grundlage
ist meistens Dashi, eine klare Fischbrühe auf der Basis von Thunfischflocken.
Je nach Rezept gibt man Gemüse, Fisch, Fleisch, Tofu oder Nudeln in die Brühe.
Die Misosuppe gilt als Nationalgericht Japans. Dazu verrührt man die Dashi-
brühe mit Miso, einer Paste aus Sojabohnen. Dann reichert man die Suppe mit
Gemüse, nach Belieben auch Ei oder Tofu an.*

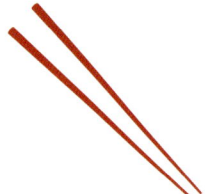

GEBRATENE NUDELN

FÜR ZWEI PERSONEN

Für die Nudeln
• *150 g Schweinefleisch oder Garnelen (ersatzweise Tofu)*
• *150 g Weißkohl • 1 Zwiebel • 1 kleine Möhre • ½ grüne
Paprikaschote • 200 g Mie-Nudeln • 1 – 2 EL neutrales Öl*

Für die Sauce
• *3 EL Worcestersauce • 2 EL Ketchup*
• *1 EL Sake • 1 EL Ahornsirup oder Zucker*

❶ In einem Topf etwa 1 l Wasser für die Nudeln zum Kochen bringen.

❷ Inzwischen das Schweinefleisch in dünne Streifen schneiden, bzw. Garnelen kalt abspülen, schälen und den Darm entfernen. Garnelen ganz lassen. Den Kohl putzen und waschen. Die Zwiebel schälen und halbieren. Die Möhre schälen, die Paprikahälfte putzen und waschen. Alle Gemüse in feine Streifen schneiden.

❸ Sobald das Wasser kocht, die Mie-Nudeln hineingeben und nach Packungsanleitung kochen. In ein Sieb abgießen, kalt abschrecken und abtropfen lassen. Das Öl in einer großen Pfanne bei mittlerer Hitze erwärmen.

❹ Alle Zutaten für die Sauce in einer kleinen Schüssel verrühren.

❺ Fleischstreifen bzw. Garnelen in das heiße Öl geben und unter Rühren ca. 2 Minuten braten. Die Zwiebel dazugeben und 1 Minute mitbraten. Kohl, Möhren und Paprika dazugeben, alle Zutaten gut vermischen und ca. 5 Minuten braten. Die abgetropften Nudeln untermischen und noch 3 Minuten mitbraten. Die Sauce unterrühren und erwärmen. Das Gericht auf zwei Schüsseln verteilen und servieren.

Tipp: Anstelle von Schweinefleisch oder Garnelen können Sie auch die gleiche Menge Tofu verwenden. Diesen in Würfel schneiden und genauso zubereiten.

KALTES NUDELGERICHT

FÜR ZWEI PERSONEN

Für die Nudeln
• *160 – 200 g Mie-Nudeln* • *80 g Gurke* • *1 große Tomate*
• *1 Stück Rettich (80 g)* • *1 Blatt Nori-Alge* • *2 Scheiben*
gekochter Schinken • *1 TL neutrales Öl* • *1 Ei*

Für die Sauce
• *45 – 50 ml Reisessig* • *40 ml Sojasauce*
• *ca. 1 TL Sesamöl* • *1 ½ EL Zucker*

1 In einem Topf etwa 1 l Wasser für die Nudeln zum Kochen bringen. Die Mie-Nudeln darin nach Packungsanleitung bissfest kochen. In ein Sieb abgießen, kalt abschrecken und abtropfen lassen.

2 Die Gurke schälen und in dünne Stifte schneiden. Die Tomate waschen, vom Stielansatz befreien und klein würfeln. Den Rettich schälen und in dünne Stifte schneiden. Die Nori-Alge mit der Schere in dünne Streifen schneiden. Den Schinken ebenfalls in dünne Streifen schneiden.

3 Das Öl in einer Pfanne erhitzen. Das Ei gut verquirlen, in die Pfanne geben, durch Schwenken der Pfanne darin verteilen und zu einem dünnen Pfannkuchen backen. Wenden, herausnehmen, zusammenrollen und in dünne Streifen schneiden.

4 Für die Sauce Essig, Sojasauce, Sesamöl und Zucker mit 20 – 25 ml kaltem Wasser verrühren.

5 Die Nudeln auf Teller geben, das Gemüse, die Eierstreifen und den Schinken darauf verteilen. Die Sauce darübergeben und das Gericht servieren.

Tipp: Sie können das Nudelgericht auch mit Dinkelnudeln oder dünnen Spaghetti zubereiten. Anstelle des Schinkens schmecken auch gekochtes Hühner- oder Krabbenfleisch. Vegetarier und Veganer lassen Schinken bzw. Hühner- oder Krabbenfleisch weg und essen Gemüse dazu, z. B. gekochte Prinzessbohnen, Salatblätter und Mais.

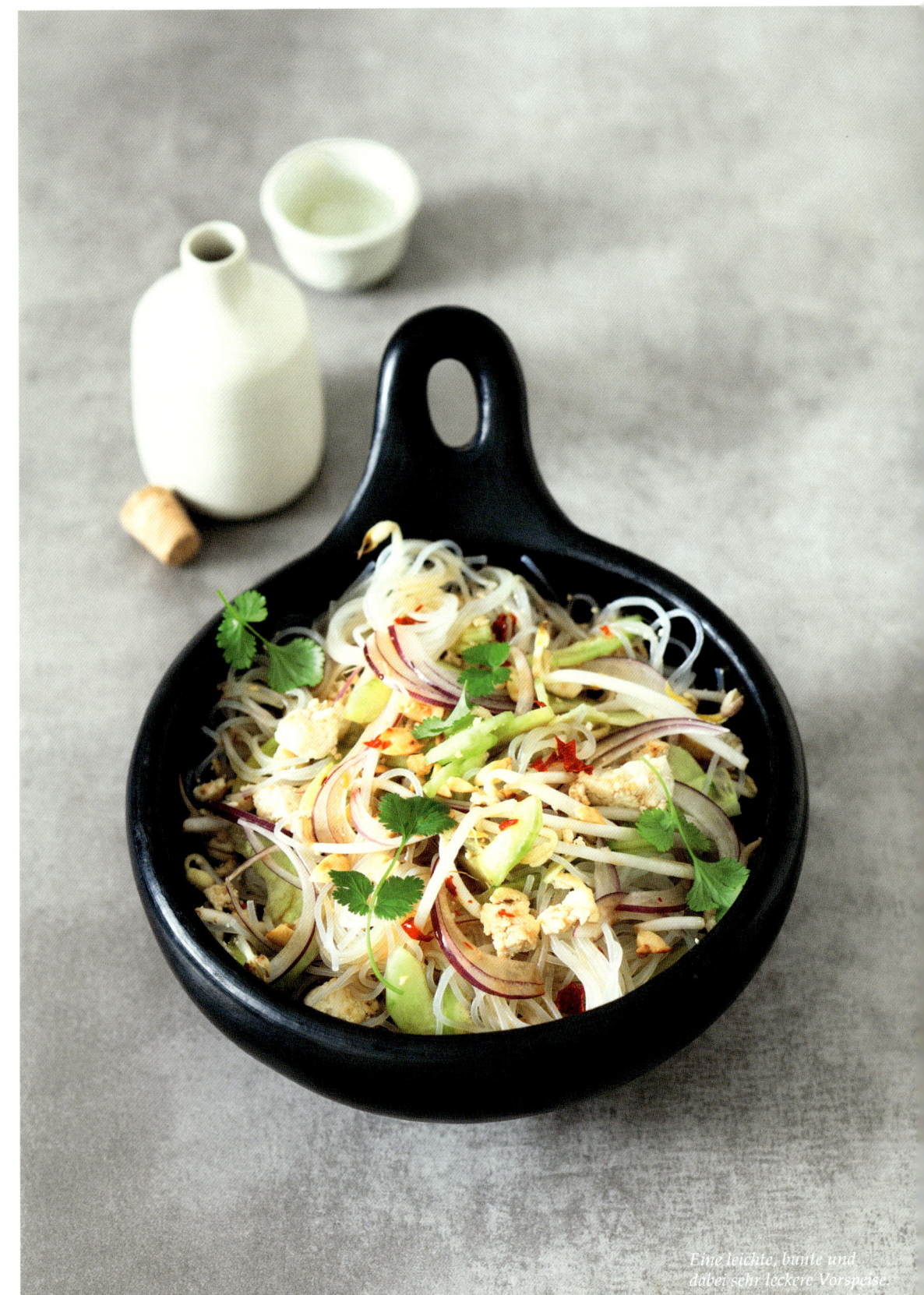

Eine leichte, bunte und dabei sehr leckere Vorspeise.

GLASNUDELSALAT

FÜR VIER PERSONEN ALS VORSPEISE

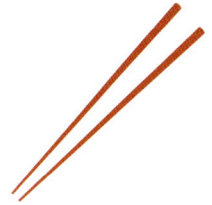

Für den Salat
• 100 g Glasnudeln • 180 g Tofu • 80 g Gurke
• 60 g rote Zwiebel • 1 – 2 EL neutrales Öl • 1 TL Sojasauce
• 1 TL Sake • 1 Handvoll Sojasprossen • 30 g Erdnüsse
(gesalzen oder natur) • frischer Koriander (nach Belieben)

Für die Sauce
• 1 getrocknete Chilischote • 3 EL Zitronensaft
• 3 EL Fischsauce • 1 EL Zucker

❶ Für den Salat die Glasnudeln in einer Schüssel mit kaltem Wasser bedecken und ca. 10 Minuten einweichen. Den Tofu auf einem Sieb abtropfen lassen und restliche Feuchtigkeit mit den Händen auspressen. Die Gurke und die Zwiebel schälen, beides in dünne Stifte bzw. Streifen schneiden.

❷ Für die Sauce die Chilischote im Mörser zerkleinern, je nach gewünschter Schärfe die Kerne entfernen. Chili und alle anderen Saucenzutaten mit 2 EL Wasser in einer Schüssel verrühren.

❸ Eine Pfanne erhitzen und das Öl hineingeben. Den Tofu mit Küchenpapier nochmals auspressen. Mit den Händen zerbröseln und in die Pfanne geben. Mit einer Gabel weiter zerkleinern. Sobald die Flüssigkeit verdampft ist, Sojasauce und Sake dazugeben. Den Tofu unter Rühren braten, bis er wie angebratenes Hackfleisch aussieht. Herausnehmen und abkühlen lassen. Die Pfanne mit Küchenpapier säubern.

❹ Die Sojasprossen in die Pfanne geben und ca. 1 Minute anbraten. Die Erdnüsse klein hacken, mit etwas Öl in die Pfanne geben und braun braten, herausnehmen.

❺ Die Glasnudeln in einen Topf mit kochendem Wasser geben und ca. 1 Minute kochen. In ein Sieb abgießen, kalt abschrecken und abtropfen lassen. Einmal durchschneiden und in eine Salatschüssel geben. Gemüse, Sojasprossen, Tofu und Nüsse daraufstreuen, die Sauce darübergeben und alles gut vermischen. Den Salat nach Belieben mit frischem Koriander garnieren.

MANGO-AVOCADO-SALAT

FÜR ZWEI PERSONEN ALS VORSPEISE

• 1 Avocado • ½ Mango • ½ rote Zwiebel • 1 EL Fischsauce
• 1 EL Zucker • 2 EL Zitronensaft • 2 Stängel frischer Koriander

1 Die Avocado halbieren und schälen, den Kern entfernen und das Fruchtfleisch in dünne Scheiben schneiden. Die halbe Mango ebenfalls schälen und das Fruchtfleisch in dünnen Scheiben vom Kern schneiden. Auf zwei Tellern abwechselnd je 1 Scheibe Mango und 1 Scheibe Avocado auslegen.

2 Die halbe Zwiebel schälen und in sehr feine Streifen schneiden. Auf den Mango- und Avocadoscheiben verteilen.

3 Für die Sauce in einer kleinen Schüssel Fischsauce, Zucker und Zitronensaft verrühren. Über den Salat träufeln. Die Korianderblätter abzupfen und den Salat damit garnieren.

KRABBENFLEISCH-GURKEN-SALAT

FÜR ZWEI PERSONEN ALS VORSPEISE

• 150 g Salatgurke • 4 Stücke gegartes Krabbenfleisch (je 25 g, vom Fischhändler oder aus der Dose) • 4 Salatblätter • 2 EL Mayonnaise (am besten japanische) • 2 TL Mirin • ½ – 1 TL Wasabi • 1 EL Schnittlauchröllchen

1 Die Gurke schälen, längs halbieren und mit einem Esslöffel die Kerne herauskratzen. Die Hälften quer in dünne Scheiben schneiden.

2 Das Krabbenfleisch in ebenso große Scheiben wie die Gurke schneiden.

3 Die Salatblätter auf zwei Tellern anrichten. Gurkenscheiben und Krabbenfleisch darauf verteilen.

4 In einer kleinen Schüssel die Mayonnaise mit Mirin und Wasabi verrühren. Über den Salat träufeln und mit Schnittlauch bestreut servieren.

DIE WICHTIGSTEN ZUTATEN DER JAPANISCHEN KÜCHE

• **Sojasauce:** *Wenn bei einem Rezept keine Angabe steht, können Sie helle oder dunkle verwenden. Wenn eine Sorte im Rezept erwähnt wird, ist das lediglich eine Empfehlung von uns. Alle Rezepte schmecken mit beiden Saucen.*

• **Sake:** *Reiswein*

• **Mirin:** *süßer Reiswein*

• **Ponsu-Sauce:** *Essig-Soja-Zitronensauce, Rezept siehe Seite 121*

• **Sesamsamen:** *Wenn es im Rezept nicht anders angegeben ist, können Sie weiße oder schwarze Sesamsamen nehmen.*

• **Reis:** *siehe Seite 100*

• **Nudeln:** *siehe Seite 116*

• **Misopaste:** *Hier gibt es verschiedene Sorten, wenn im Rezept keine Angabe steht, verwenden Sie einfach die Paste, die Sie bereits zuhause haben. Die weiße Paste ist etwas weniger salzig.*

• **Tofu:** *Wir verwenden Naturtofu oder Seidentofu.*

• **Essig:** *In der japanischen Küche wird Reisessig verwendet, ersatzweise eignet sich heller Aceto balsamico.*

• **Wasabi:** *Es gibt Pulver und Paste, Sie können beides verwenden.*

• **Dashipulver:** *japanische Fischbrühe. Für eine vegane Dashibrühe finden Sie ein Rezept auf Seite 105.*

• **Wakame-Alge:** *getrocknete Meeresalge, die vor der Verwendung eingeweicht werden muss. Instant-Wakame wird nur in heiße Flüssigkeit eingerührt.*

• **Nori-Algenblätter:** *Aus getrockneten, gepressten Algen. Bei uns sehr bekannt durch die Sushi-Zubereitung.*

• **Kombu-Algen:** *Essbarer Seetang, der in Japan meist als Grundlage für Suppen verwendet wird.*

• **Getrocknete Shiitakepilze:** *Diese Pilze kommen in Japan und China wildwachsend vor und werden auch bei uns in zunehmendem Maße kultiviert. Sie besitzen die Geschmacksqualität „umami".*

• **Öl:** *Nicht typisch japanisch, aber häufig verwendet: neutrales Öl. Wir nehmen Raps- oder Sonnenblumenöl.*

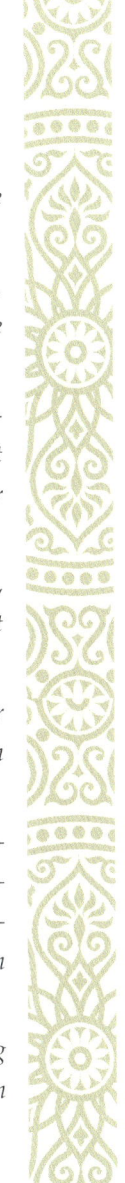

FRITTIERTE AUBERGINEN

FÜR VIER PERSONEN

Für die Brühe
• 50 ml Mirin • 200 ml vegane Dashibrühe (siehe
Seite 105) oder ½ TL Dashipulver • 50 ml helle Sojasauce
• 200 ml Wasser • 50 ml helle Sojasauce

Für die Auberginen
• 400 g Auberginen • 200 ml Öl zum Frittieren
• 100 g Rettich • 50 g frischer Ingwer • 50 g Frühlingszwiebeln

❶ Für die Brühe Mirin in einen Topf geben und kurz aufkochen lassen. Dann die vegane Dashibrühe dazugeben oder das Dashipulver in 200 ml Wasser auflösen und dazugeben. Die Sojasauce hinzufügen und die Brühe beiseitestellen.

❷ Die Auberginen waschen, putzen, in Würfel schneiden und in eine Schüssel mit Wasser geben. Ca. 10 Minuten darin ziehen lassen, in ein Sieb abgießen und gut abtropfen lassen.

❸ In einem großen Topf das Öl zum Frittieren erhitzen. Inzwischen den Rettich schälen, auf der Gemüsereibe reiben und in einem Sieb abtropfen lassen. Den Ingwer schälen und fein reiben.

❹ Wenn das Öl heiß ist, die Auberginenwürfel hineingeben und goldbraun frittieren. Herausheben und auf Küchenpapier abtropfen lassen.

❺ Die Frühlingszwiebeln putzen, waschen und klein schneiden.

❻ Die Dashibrühe erhitzen. Die Auberginen auf zwei Schüsseln verteilen und die Brühe darübergießen. Vor dem Servieren geriebenen Rettich, Ingwer und Frühlingszwiebel dazugeben.

Tipp: Anstelle von Auberginen können Sie auch Tofu verwenden. In etwa 3 cm breite Stücke schneiden, mit Kartoffelmehl bestreuen und genauso frittieren wie die Auberginen.

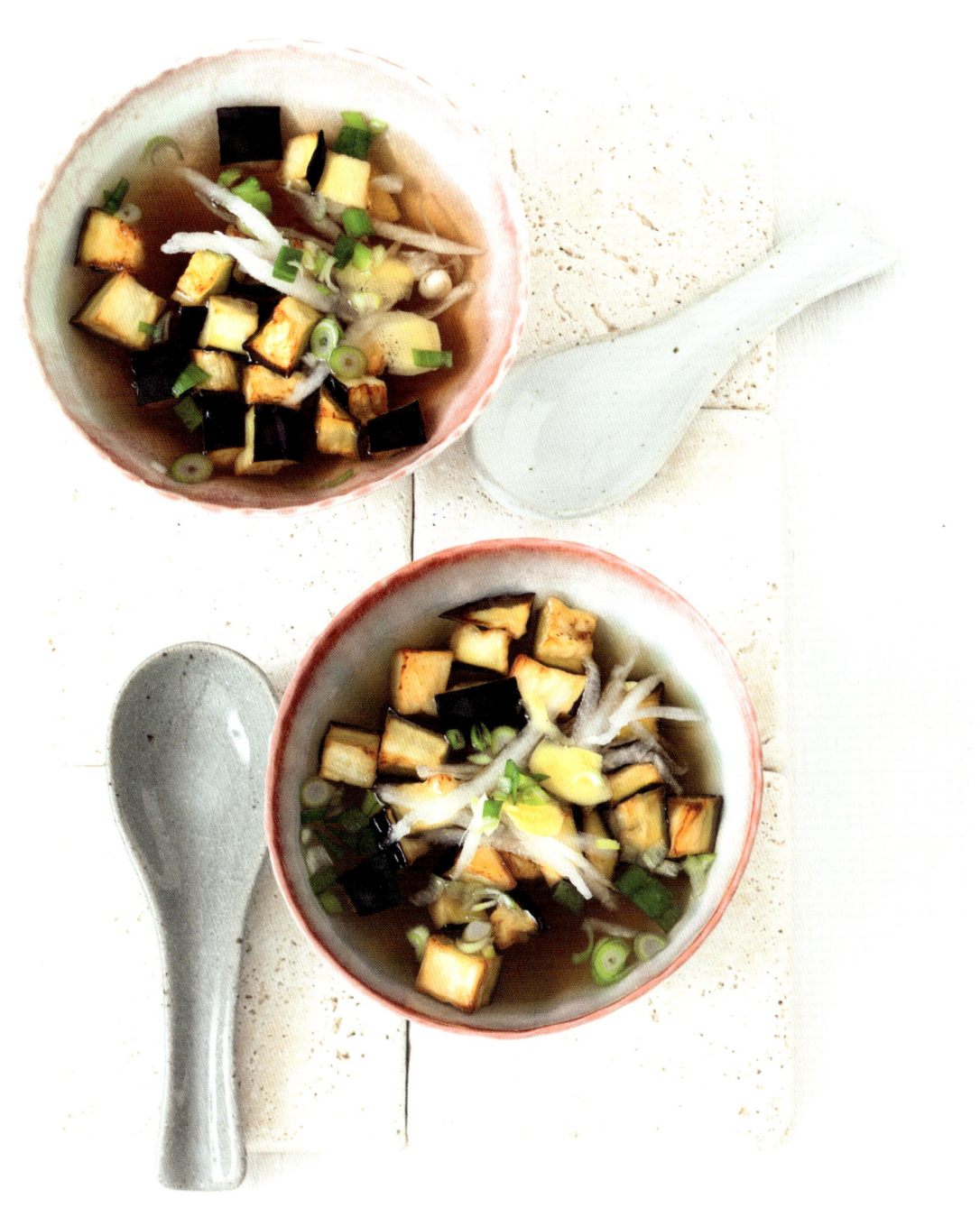

*Eine heiße Liebeserklärung
an ein unterschätztes Gemüse –
auch für Veganer geeignet.*

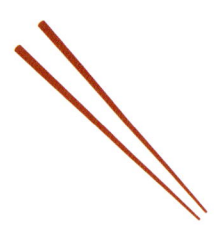

KARTOFFEL-MÖHREN-GEMÜSE

FÜR ZWEI PERSONEN

140 g	Kartoffel
60 g	Möhre
1 TL	Sesamöl
½ EL	Zucker
½ EL	Sojasauce
1 TL	helle Sesamsamen

1 Kartoffel und Möhre waschen, schälen und in lange, dünne Stifte schneiden. Ca. 3 Minuten in eine Schüssel mit Wasser legen, dann in ein Sieb abgießen und abtropfen lassen.

2 Das Sesamöl in einer Pfanne erhitzen und die Möhren- und Kartoffelstifte darin anbraten. Den Zucker darüberstreuen, das Gemüse mit Sojasauce würzen und die Sesamsamen untermischen.

Tipp: Alle Gemüsegerichte am besten mit Reis und Suppe servieren. Sie schmecken auch zu Fisch und Fleisch. Das Kartoffel-Möhren-Gemüse eignet sich auch gut für die Bentobox, am besten mit Reis.

TRADITIONELLES

Weißer Reis ist das Grundnahrungsmittel in Japan und immer der Hauptbestandteil der Mahlzeit; alles andere ist Okazu – eine Beilage. Neben Reis sind auch Nudeln sehr beliebt. Typisch sind Soba (Buchweizennudeln). Sie werden heiß in Brühe, im Sommer auch kalt mit einer pikanten Sauce gereicht. Auch Udon, dicke Weizennudeln, werden in Brühe oder gebraten serviert.

GEMÜSE SATT

Alle Gemüserezepte sind als Nebengerichte konzipiert und werden immer mit Reis und Suppe und in der Regel noch mit zwei, drei anderen Speisen serviert. Darum sind die Portionen eher klein. Wenn Sie nur ein einziges Gericht zum Reis kochen möchten, können Sie die Mengen natürlich erhöhen. Das gilt nicht nur für die Gemüserezepte, auch die anderen Speisen sind – einzeln gegessen – auch in größeren Portionen immer noch zum Abnehmen geeignet.

BROKKOLI IN MISOSAUCE

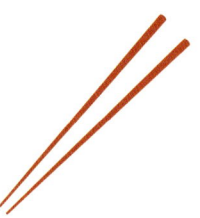

FÜR ZWEI PERSONEN

ca. 160 g	**Brokkoli**
	Salz
50 g	**weiße Misopaste**
20 g	**Zucker**
1 EL	**Reisessig oder weißer Balsamico-Essig**

1 Den Brokkoli waschen, in Röschen teilen und in einem Topf mit wenig Salzwasser in 2 – 3 Minuten sehr bissfest garen. In ein Sieb abgießen und abtropfen lassen, dann in eine Schüssel umfüllen.

2 In einer kleinen Schüssel die Misopaste mit dem Zucker und dem Essig zu einer Sauce mischen. Die Sauce über den Brokkoli geben und das Gemüse sofort servieren.

Tipp: Diese schnelle Miso-Essig-Sauce schmeckt auch gut zu Buschbohnen und Zuckerschoten. Das Gericht ist fein auch als Vorspeise, als leichtes Hauptgericht oder kalt in der Bentobox.

Mal nicht als klassische Herbstsuppe:
Hokkaidokürbis in Bestform.

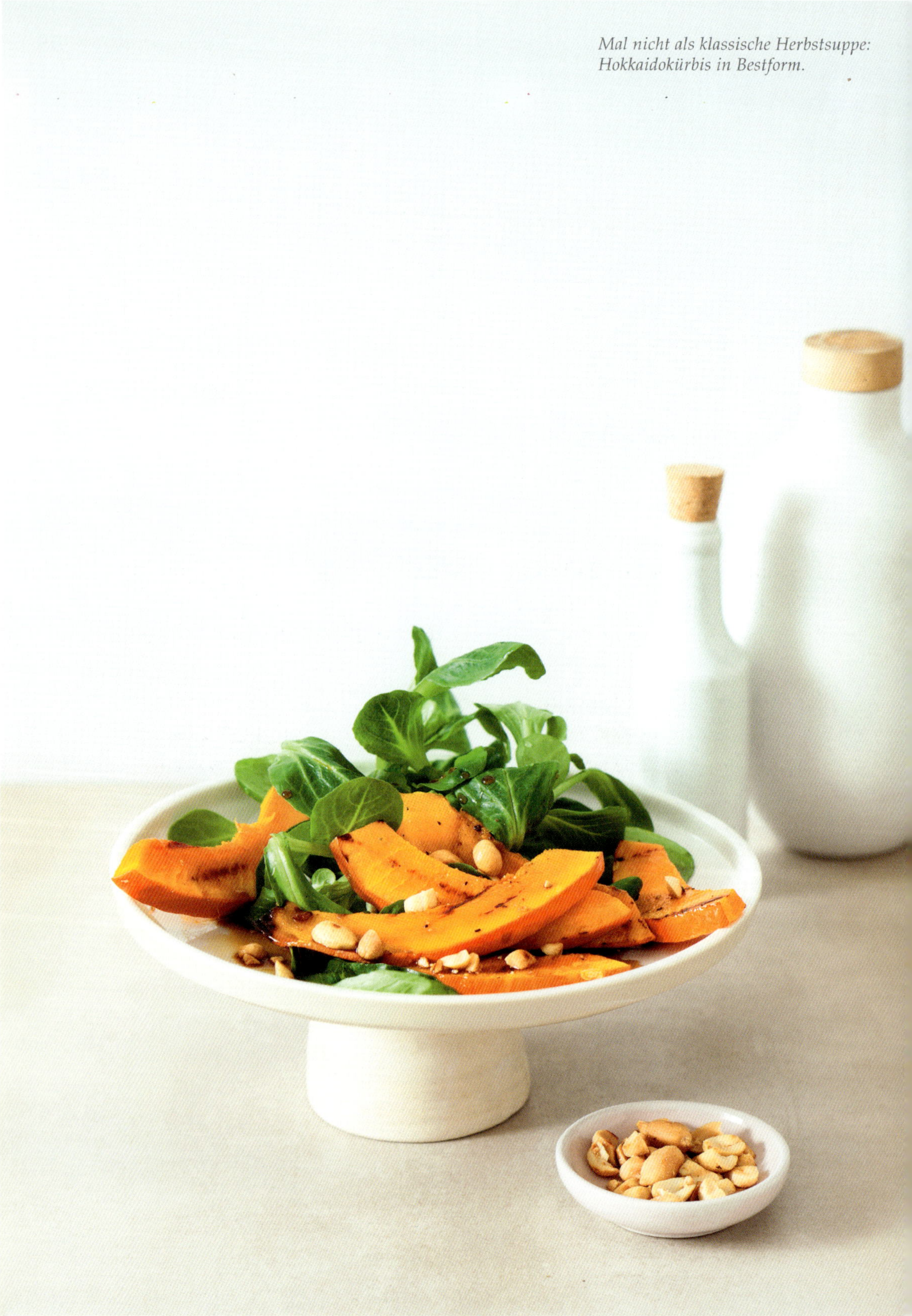

GEBRATENER KÜRBIS

FÜR ZWEI PERSONEN

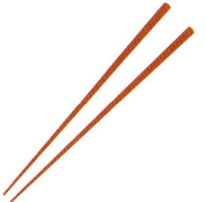

200 g	*Hokkaidokürbis (oder Süßkartoffeln)*
1 EL	*Olivenöl*
1 EL	*Erdnusskerne*
1 EL	*Sojasauce*
½ TL	*Ahornsirup*
	Salz und Pfeffer

1 Den Kürbis waschen und die Fasern und Kerne entfernen. Das Fruchtfleisch in 1 cm dünne Scheiben schneiden.

2 Das Olivenöl in einer Grillpfanne erhitzen. Die Kürbisscheiben darin 2–3 Minuten pro Seite braten, bis sie leicht braun sind. Dann bei schwacher Hitze ca. 6 Minuten weiterbraten, bis sie weich sind.

3 Inzwischen die Erdnüsse hacken und in einer beschichteten Pfanne ohne Fett rösten, bis sie goldbraun sind.

4 In einer Schüssel Sojasauce, Ahornsirup, Salz und Pfeffer verrühren. Den Kürbis auf Teller verteilen und mit der Sauce beträufeln. Die Erdnüsse dazugeben und vorsichtig untermischen.

Tipp: Dazu schmeckt Feldsalat. Dafür 50 g Feldsalat waschen und abtropfen lassen. In einer großen Schüssel 1 TL Sojasauce, 1 TL weißen Balsamico-Essig, ½ TL Zucker und 1 EL Kürbiskernöl mit 2 EL Wasser mit dem Schneebesen zu einem Dressing schlagen. Den Feldsalat dazugeben und untermischen. Den Salat auf zwei Teller verteilen und das Kürbisgemüse darauf anrichten.

CHINAKOHL MIT FRITTIERTEM TOFU

FÜR ZWEI PERSONEN

1 Scheibe (15 g)	*frittierter TK-Tofu (aus dem Asienladen)*
250 g	*Chinakohl*
1 ½ EL	*Mirin*
1 ½ EL	*Sojasauce*
1 TL	*Dashipulver*

1 Den frittieren TK-Tofu in eine Schüssel geben und heißes Wasser darübergeben. Den Tofu sofort wieder herausnehmen und in einem Sieb abtropfen lassen. Dann in 2 cm breite Streifen schneiden.

2 Den Chinakohl putzen, waschen, abtropfen lassen und in mundgerechte Stücke schneiden.

3 In einem Topf 200 ml Wasser aufkochen. Sobald es kocht, Mirin, Sojasauce und das Dashipulver hineingeben.

4 Chinakohl und Tofu dazugeben und den Deckel auflegen. Alles bei mittlerer Hitze 5 – 8 Minuten kochen, bis der Chinakohl weich ist. Gemüse und Brühe auf zwei Schalen verteilen und servieren.

Tipp: Wenn Sie keine Zeit haben, in den Asienladen zu gehen, können Sie eine Scheibe Tofu natur in etwas Öl kurz auf beiden Seiten braten und auf Küchenpapier abtropfen.

HEISSER TOPF MIT TOFU

FÜR ZWEI PERSONEN

1 Stück	Kombu-Alge (ca. 6 cm)
4	Shiitakepilze (ersatzweise andere Pilze)
1 Päckchen	Seidentofu oder Naturtofu (300 g)
¼	Chinakohl
1 Handvoll	Rucola (oder Babyspinat)
3	Frühlingszwiebeln
70 g	Rettich
200 ml	Ponsu-Sauce (siehe Tipp)
½ TL	Chilipulver

❶ In einem Topf 1 l kaltes Wasser mit der Kombu-Alge zum Kochen bringen. Sobald das Wasser kocht, die Kombu-Alge herausnehmen und die Hitze reduzieren.

❷ Die Shiitakepilze abreiben, halbieren und in das Wasser geben. Den Tofu in acht Stücke schneiden, dazugeben und ca. 5 Minuten kochen lassen.

❸ Den Chinakohl putzen, waschen, den Strunk entfernen und die Blätter in mundgerechte Streifen schneiden. In die Brühe geben und 2–3 Minuten kochen. Rucola waschen und trocken tupfen. Kurz vor Ende der Garzeit des Kohls in die Brühe geben.

❹ Für die Sauce den Rettich schälen und fein reiben. Ponsu in einer kleinen Schüssel mit dem Rettich und dem Chilipulver mischen. Zum Servieren den heißen Topf auf den Tisch stellen. Tofu und Gemüse mit Stäbchen herausfischen und in die Ponsu-Sauce eintunken. Wenn Sie nicht vegan essen, können Sie auch Hühnerfleisch, dünn geschnittenes Rind- oder Schweinefleisch oder Fischwürfel im heißen Topf garen.

Tipp: Ponsu (Essig-Soja-Zitronensauce) bekommen Sie im Asienladen, aber sie ist auch leicht selbst zu machen: 30 ml Mirin in einen Topf geben und kurz aufkochen lassen. Den Herd abschalten, 100 ml Sojasauce und 2 EL weißen Balsamico-Essig dazugeben. 50–60 ml Zitronensaft und 2 EL Wasser hinzufügen, alles gut verrühren, fertig. Ponsu schmeckt gut zu Salat (mit Olivenöl) und in Fleisch- und Fischsaucen.

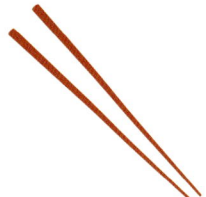

TEMPURA-GEMÜSE

FÜR ZWEI PERSONEN

Für den Tempurateig
• *50 g Mehl* • *20 g Speisestärke* • *100 ml kaltes Wasser mit Kohlensäure* • *1 Eiswürfel*

Außerdem
• *6 Stück frischer Babymais (aus dem Supermarkt oder Asienladen)*
• *6 Stangen grüner Spargel* • *150 ml Rapsöl* • *1 TL Sesamöl* • *Meersalz*

1 Alle Zutaten für den Teig in einer Schüssel verrühren. Mais und Spargel putzen, waschen und trocken tupfen.

2 In einer tiefen Pfanne beide Öle erhitzen. Mais und Spargel in den Teig tauchen und sofort ins Öl geben. Rundherum ca. 4 Minuten frittieren. Herausheben, auf einem Gitter abtropfen lassen, mit Meersalz würzen und servieren.

Variante: Für einen nicht-veganen Tempurateig verquirlen Sie 1 Ei mit 100 ml kaltem Mineralwasser und mischen es mit 55 g Mehl und 20 g Speisestärke. 250 g Gemüse nach Wahl in den Teig tauchen und in 800 ml heißem Öl knusprig frittieren. Herausheben und auf Küchenpapier abtropfen lassen. Zum Eintunken die Brühe von Seite 114 dazu reichen.

BERÜHMTE SPEZIALITÄTEN

Im Westen kennen viele Sushi als Inbegriff der Küche Japans. Dabei zählt dieses Gericht in Japan gar nicht zur Alltagsküche, es ist besonderen Anlässen vorbehalten. Eine Ausnahme in der sonst eher fleischarmen japanischen Küche bildet das Kobe-Rind, weltweit eine (kostspielige) Delikatesse. Das Fleisch des Wagyu-Rindes ist zart und von einer feinen Marmorierung. Außerdem schätzen die Japaner Tempura. Dafür frittiert man Gemüse oder Fisch oder auch Meeresfrüchte in einem Teig aus Mehl, Ei und Wasser und serviert sie mit einem Dip. Diese Zubereitungsart stammt wohl von den Portugiesen.

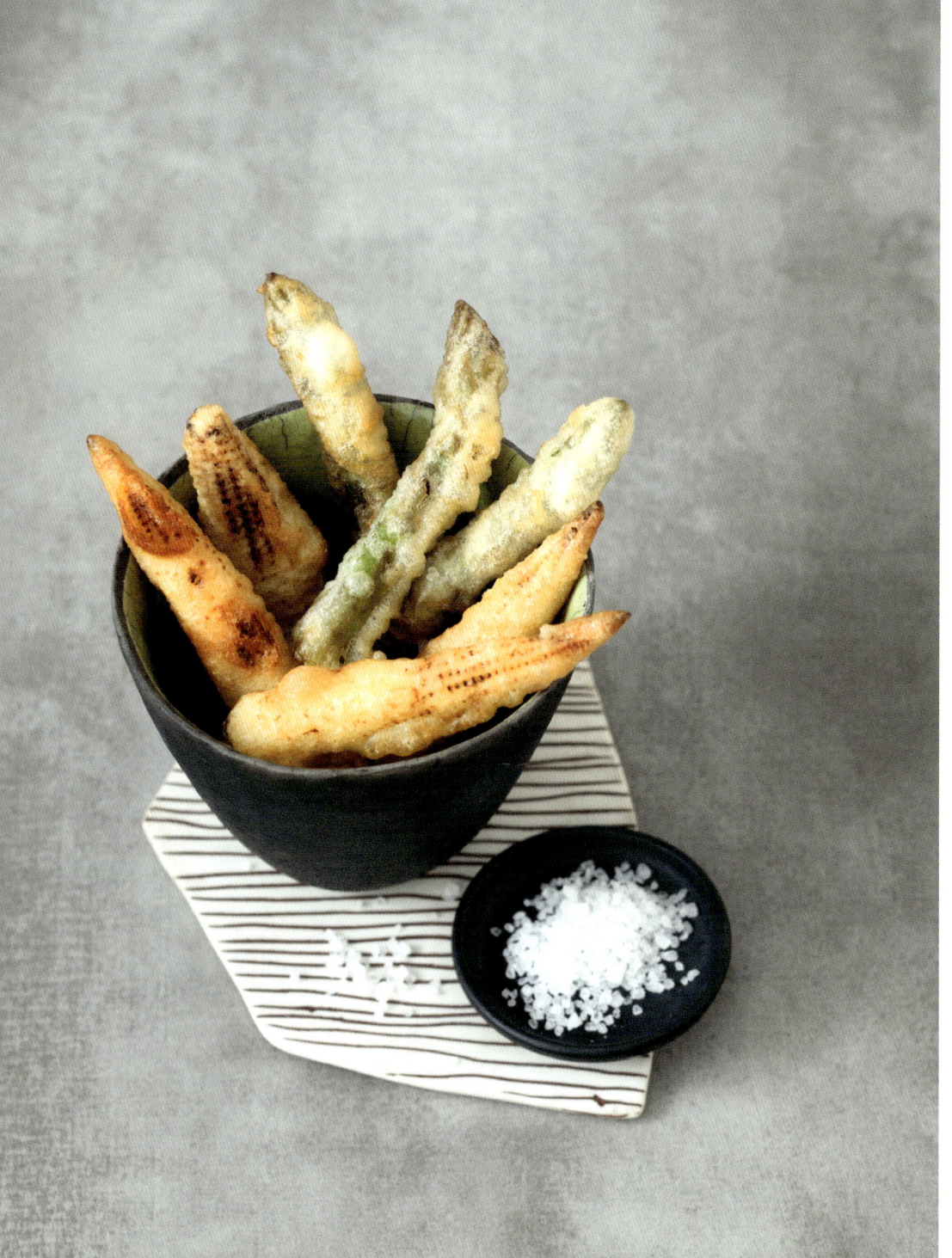

*Köstliches Knusper-Gemüse in
veganer und nicht-veganer Variante.*

VEGETARISCHE REZEPTE AUS DEM ZEN-KLOSTER

DIESE FEINEN GEMÜSE REICHT MAN ZU REIS UND SUPPE.

EINGELEGTES GEMÜSE

Für drei Personen

1 Salatgurke
3 TL Salz
1 Chinakohl

1 Die Gurke schälen, längs halbieren, mit einem Löffel entkernen und in Stifte schneiden. In einen Gefrierbeutel geben und 2 TL Salz dazugeben Den Beutel verschließen und das Salz leicht einmassieren. Die Gurke ca. 3 Stunden im Kühlschrank ziehen lassen. Dann in ein Sieb gießen und das Wasser ausdrücken.

2 Den Chinakohl waschen, vom Strunk befreien und in die einzelnen Blätter teilen. In einen Topf geben, 1 TL Salz dazugeben und gut mit dem Kohl vermischen. Den Kohl mit den Händen kneten und in mundgerechte Stücke schneiden.

Tipp: *Das Gemüse schmeckt auch gut mit etwas Sojasauce gewürzt.*

SALATGURKE SAMBAIZU

Für zwei Personen

1 ½ EL Reisessig
2 TL helle Sojasauce
2 TL Zucker
150 g Salatgurke
Salz
1 EL getr. Instant-Wakame-Alge

1 In einer Schüssel Reisessig, Sojasauce und Zucker verrühren. Die Gurke schälen, längs halbieren, mit einem Löffel entkernen und in Stifte schneiden.
Ca. 3 Minuten in kaltes Salzwasser legen. In ein Sieb abgießen und das Wasser ausdrücken.

2 Instant-Wakame-Alge in etwas heißem Wasser anrühren. Gurkenstifte mit Küchenpapier trocken tupfen und die Wakame unterrühren. Mit der Sauce mischen und servieren.

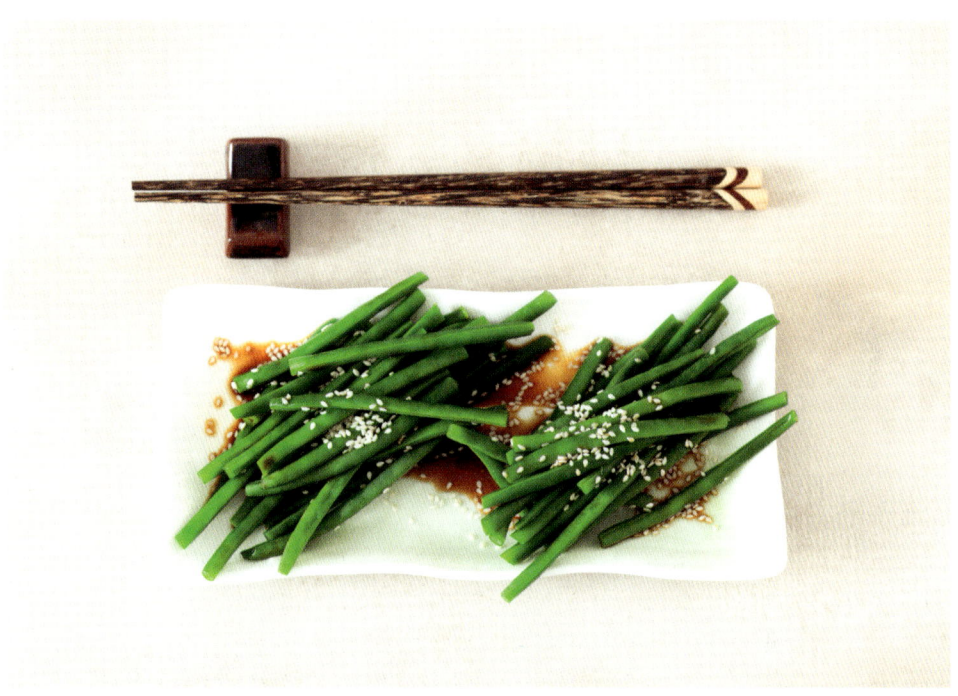

PRINZESSBOHNEN MIT SESAMSAUCE

Für zwei Personen

100 g Prinzessbohnen oder
andere zarte Bohnen
Salz
2 EL Sesamsamen
1 TL Zucker
½ – 1 TL dunkle Sojasauce

Tipp: *Die Sauce passt auch gut zu grünem Spargel und Blattspinat.*

❶ Die Bohnen waschen und die Enden abschneiden. In einen Topf mit kochendem Salzwasser geben und 1 – 3 Minuten sprudelnd kochen. In ein Sieb abgießen und kurz in eine Schüssel mit kaltem Wasser tauchen. Herausheben, trocken tupfen und schräg halbieren. In eine Schüssel geben.

❷ Sesamsamen, Zucker und Sojasauce verrühren und über die Bohnen träufeln.

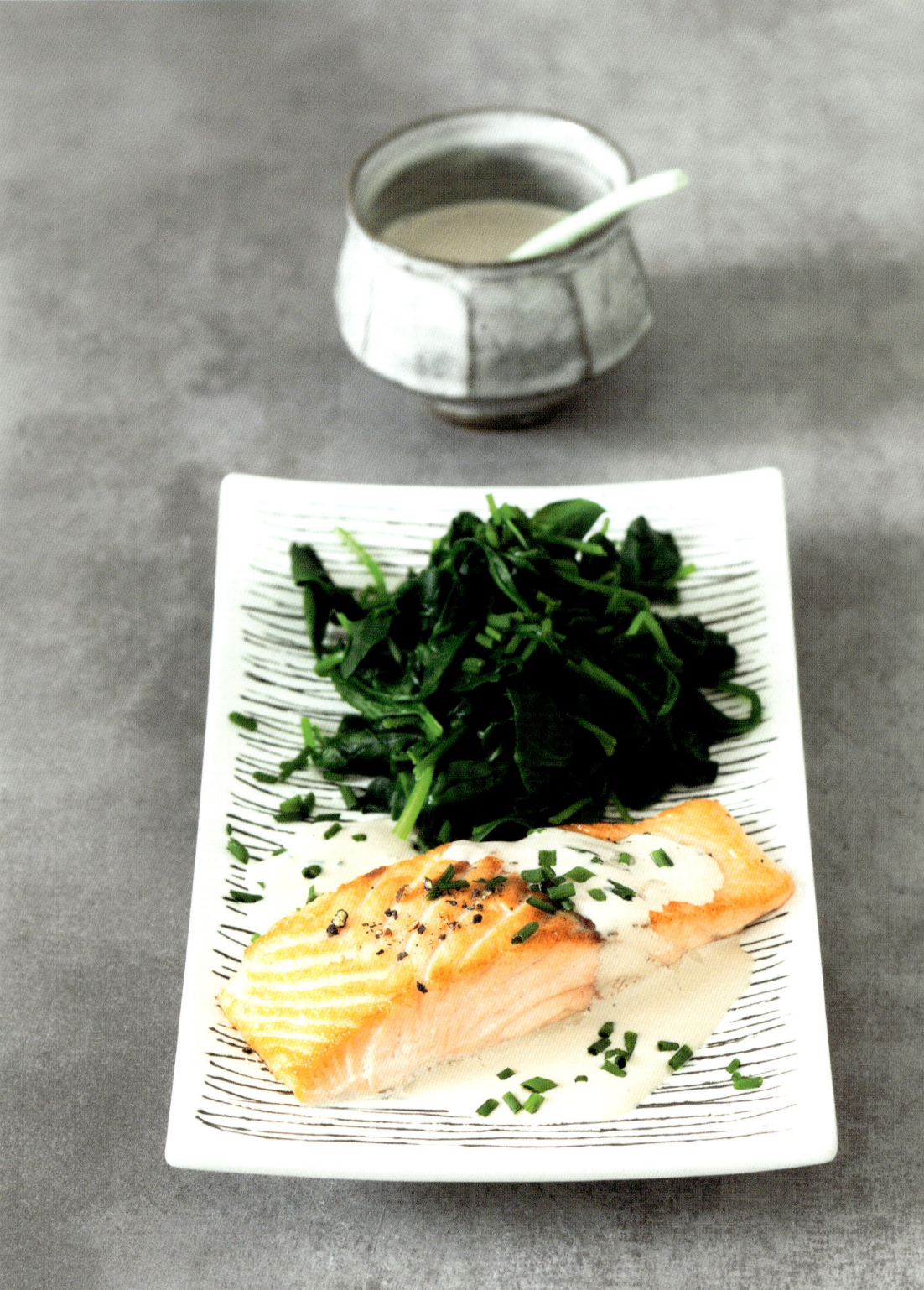

*Popeye meets Ningyo – für starke
Muskeln und ein langes Leben.*

LACHSFILET IN SOJASAHNE

FÜR ZWEI PERSONEN

50 g	*Blattspinat*
3	*Schnittlauchhalme*
2	*Lachsfilets (je ca. 160 g)*
	Salz und Pfeffer
2 EL	*Olivenöl*
2 EL	*Sojasauce*
3 EL	*fettarme Sahne oder Sojacreme*

1 Den Blattspinat waschen und gut abtropfen lassen. Den Schnittlauch waschen, trocken tupfen und in kleine Röllchen schneiden. Die Lachsfilets kalt abbrausen, trocken tupfen und mit Salz und Pfeffer würzen.

2 In einem Topf 1 EL Olivenöl erhitzen. Den Blattspinat und den Schnittlauch hineingeben und unter Rühren in 2 – 3 Minuten zusammenfallen lassen. Auf der abgeschalteten Herdplatte warm halten.

3 Eine Pfanne auf mittlere Hitze erwärmen und das übrige Öl hineingeben. Den Lachs darin auf beiden Seiten kurz anbraten. Wenn das Lachsfilet fast durchgebraten ist, herausnehmen und das restliche Öl mit Küchenpapier aus der Pfanne tupfen.

4 Sojasauce und Sahne oder Sojacreme in die Pfanne geben und 1 Minute unter Rühren kochen lassen.

5 Den Lachs auf Teller geben, den Schnittlauch-Spinat daneben anrichten und die Sauce über den Lachs träufeln.

Tipp: Die Sauce passt auch gut zu Putenfleisch und Hähnchenfilet.

THUNFISCH MIT PONSU-SAUCE

FÜR ZWEI PERSONEN

1	*sehr frisches Thunfischsteak (ca. 350 g, 2 ½ – 3 cm dick)*
30 g	*Rucola*
1	*Knoblauchzehe*
etwas	*Petersilie*
2 EL	*Olivenöl*
5 EL	*Ponsu-Sauce (siehe Seite 121)*
1 TL	*Pinienkerne*
4 dünne Scheiben	*Bio-Zitrone*

1 Das Thunfischsteak kalt abbrausen und gut trocken tupfen. Den Rucola waschen und gut abtropfen lassen. Den Knoblauch schälen und klein schneiden. Die Petersilie fein hacken.

2 Das Olivenöl in einer Pfanne stark erhitzen. Das Thunfischsteak pro Seite ca. 1 Minute scharf anbraten und sofort aus der Pfanne nehmen.

3 Die Hitze reduzieren, den Knoblauch in die Pfanne geben und kurz anbraten. Die Ponsu-Sauce dazugeben und mit dem Knoblauch verrühren.

4 Den Thunfisch in ca. 1 cm breite, längliche Scheiben schneiden. Den Rucola auf zwei Teller verteilen und die Pinienkerne daraufstreuen. Den Thunfisch daneben anrichten. Die Sauce aus der Pfanne über den Fisch träufeln und die Petersilie darüberstreuen. Die Zitronenscheiben darauf anrichten.

Tipp: Der Thunfisch sollte Sashimi-Qualität haben, da er fast roh gegessen wird. Hier ist Frische oberstes Gebot.

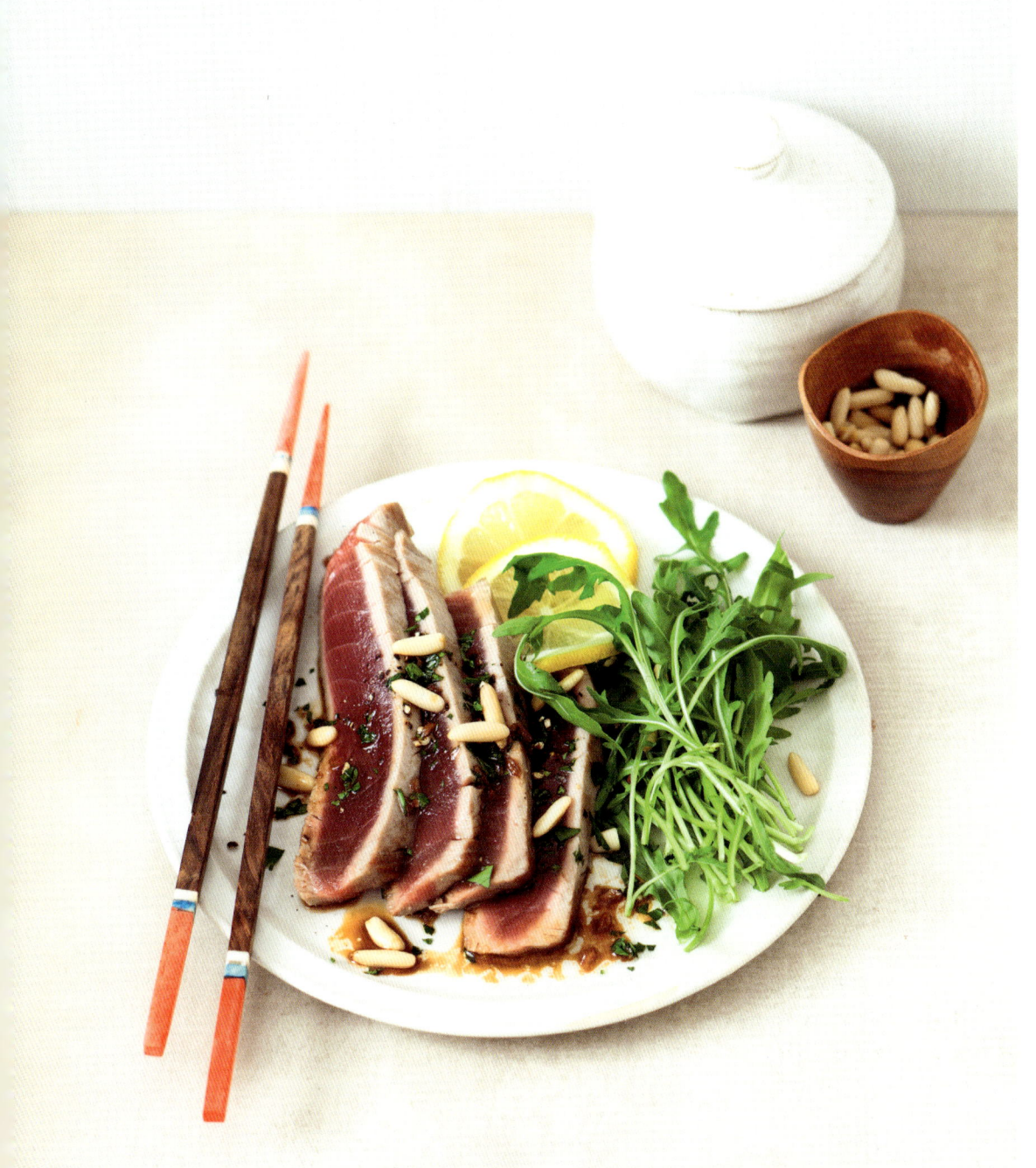

*Servieren Sie Thunfisch fast
roh – und in bester Qualität.*

ROHER FISCH

Im Inselstaat Japan isst man sehr viel Fisch und Meeresfrüchte, aber auch Meerespflanzen, wie etwa Seegurken oder Algen. Fleisch steht eher selten auf dem Speiseplan, da der Verzehr jahrhundertelang verboten war. Grundsätzlich wird in der japanischen Küche sehr vieles roh oder nur kurz gegart gegessen, das gilt für Gemüse wie auch für Fisch. So bleibt nicht nur der Eigengeschmack der frischen Produkte erhalten, sondern auch die wertvollen Nährstoffe. Beliebt ist das Einlegen von Gemüse oder Meeresfrüchten in Salzlake oder Reisbrühe.

GEBRATENER TINTENFISCH

FÜR ZWEI PERSONEN

• 100 g Tintenfisch • 1 kleiner Zucchino • 1 Knoblauchzehe
• 1 Chilischote • 100 g Seidentofu oder Naturtofu • 1 EL neutrales
Öl • 1 EL Hühnerbrühe (Instant) • 1 EL Austernsauce
• 1 TL Kartoffelstärke • schwarzer Pfeffer, grob gemahlen

1 Den Tintenfisch kalt abspülen, trocken tupfen und in mundgerechte Stücke schneiden. Den Zucchino waschen, quer halbieren und in lange, dünne Streifen schneiden. Den Knoblauch schälen und fein würfeln, die Chilischote waschen, längs halbieren, nach Belieben entkernen und ebenfalls fein würfeln.

2 Den Tofu in 2 cm große Würfel schneiden.

3 Das Öl in einer Pfanne erhitzen. Knoblauch und Chili darin andünsten.

Die Tintenfischstücke dazugeben und ca. 1 Minute anbraten. Die Zucchinistreifen dazugeben und ca. 3 Minuten mitbraten. Den Tofu und 50 ml Wasser, die Hühnerbrühe und die Austernsauce dazugeben. Den Tofu bei kleiner Hitze garen.

4 In einer kleinen Schüssel die Stärke mit 1 TL kaltem Wasser anrühren. Unter Rühren in die Pfanne geben, bis die Flüssigkeit etwas eindickt. Die Pfanne vom Herd ziehen, das Gericht mit Pfeffer bestreuen und servieren.

REISNUDELN MIT GARNELEN

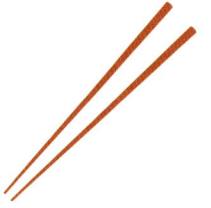

FÜR ZWEI PERSONEN

Für die Nudeln
• 60 g Garnelen • 60 g Tintenfisch • 70 g Chinakohl • 1 Stück
Stangensellerie (ca. 3 cm) • 2 Frühlingszwiebeln • 40 g Shiitakepilze
(oder andere Pilze) • 150 g Reisnudeln (Bifun) • 1 EL neutrales Öl

Für die Sauce
• 1 TL Hühnerbrühe (Instant) • 1 EL Sake • 1 ½ TL dunkle Sojasauce
• 1 TL Austernsauce • Salz und Pfeffer • ½ EL Sesamöl

❶ Garnelen und Tintenfisch kalt abspülen und trocken tupfen. Den Tintenfisch längs in 3 cm lange Stücke schneiden.

❷ Chinakohl, Sellerie und Frühlingszwiebeln putzen, waschen und in Streifen bzw. feine Ringe schneiden. Die Pilze putzen und in Scheiben schneiden.

❸ Die Nudeln in einen Topf mit heißem Wasser geben und ca. 3 Minuten garen. In ein Sieb abgießen, kalt abschrecken und abtropfen lassen.

❹ Das Öl in einer Pfanne erhitzen, Garnelen und Tintenfisch hineingeben und ca. 2 Minuten braten. Den Kohl, dann den Sellerie und die Pilze hinzugeben und alles 2–3 Minuten garen.

❺ Für die Sauce in einem flachen Topf die Hühnerbrühe mit 4 EL heißem Wasser anrühren, Sake, Sojasauce und Austernsauce unterrühren, mit Salz und Pfeffer würzen.

❻ Die Nudeln zur Sauce geben und gut mischen, bis sie die Sauce aufgenommen haben. Diese Mischung in die Pfanne zu Tintenfisch, Garnelen und Gemüse geben und unterrühren. Alles einmal aufkochen, mit Salz, Pfeffer und Sesamöl würzen und mit Frühlingszwiebelringen bestreut servieren.

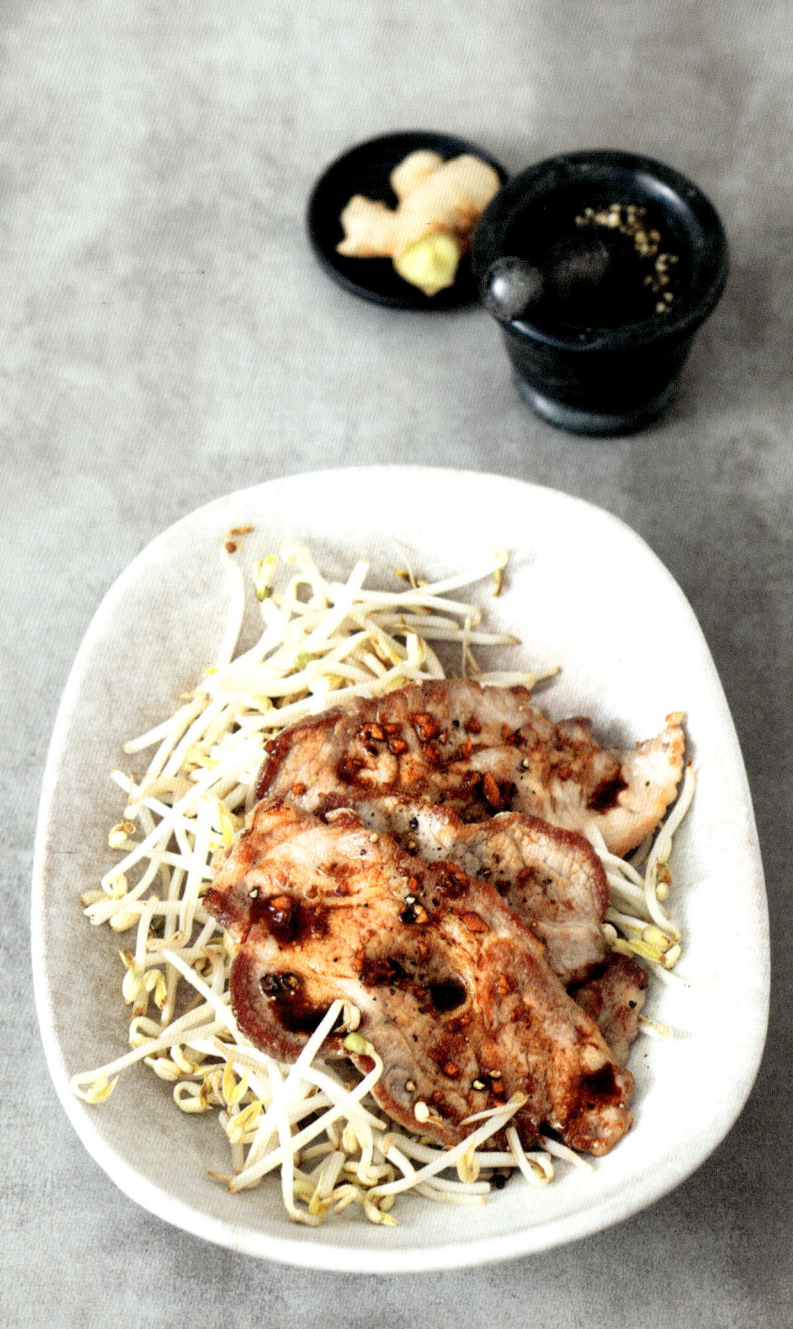

Hauchdünn geschnitten benötigt man nur wenig Fleisch für viel Geschmack.

SCHWEINEFLEISCH MIT INGWERSAUCE

FÜR ZWEI PERSONEN

200 g	Sojasprossen
5 g	Ingwer
3 EL	Sojasauce
2 EL	Mirin
200 g	Schweinefleisch (Schulter oder Nacken, in sehr dünnen Scheiben)
1 EL	neutrales Öl
	Salz und Pfeffer

1 Sojasprossen in einem Sieb waschen und abtropfen lassen. Ingwer schälen und sehr fein schneiden, in einer kleinen Schüssel mit der Sojasauce und dem Mirin verrühren.

2 Eine Pfanne bei mittlerer Hitze erwärmen, das Öl dazugeben und das Fleisch darin pro Seite ca. 3 Minuten braten.

3 Gleichzeitig die Sojasprossen in eine andere Pfanne ohne Öl geben und bei mittlerer Hitze unter Rühren 1–2 Minuten braten. Mit Salz und Pfeffer würzen.

4 Wenn das Fleisch durchgebraten ist, die Ingwersauce darübergeben und mit dem Fleisch verrühren.

5 Die Sojasprossen auf einen Teller geben, das Fleisch daneben legen und die Sauce über das Fleisch träufeln.

Tipp: Diese Sauce passt auch gut zu Fisch und Tintenfisch.

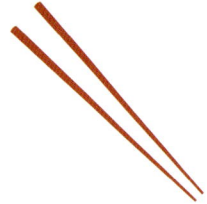

GEBRATENES RINDFLEISCH

FÜR ZWEI PERSONEN

Für die Sauce
½ Knoblauchzehe, gepresst
15 g Apfel, gerieben
35 g Zwiebel, gerieben
1 EL Sake
1 EL Honig
1 EL Mirin
2 – 2 ½ EL dunkle Sojasauce
½ EL scharfe Chilisauce (Kochijzan)
1 TL Sesamöl
1 EL Frühlingszwiebelringe
1 EL schwarze Sesamsamen

Für Fleisch und Gemüse
1 kleine Knoblauchzehe
3 EL neutrales Öl
200 g Rindfleisch (Lende oder Entrecôte)
1 Zucchino
1 Zwiebel
2 Blätter Spitzkohl

1   In einer kleinen Schüssel alle Zutaten für die Sauce verrühren.

2   Den Knoblauch schälen und in dünne Scheiben schneiden. In einen tiefen Teller geben und mit 2 EL Öl vermischen. Das Rindfleisch in dünne Scheiben schneiden und kurz im Knoblauchöl marinieren.

3   Den Zucchino waschen, putzen und in Scheiben schneiden. Die Zwiebel schälen und grob würfeln. Die Kohlblätter waschen, trocken tupfen und in etwa 2 x 2 cm große Stücke schneiden.

4   In einer Pfanne das übrige Öl erhitzen und die Fleischscheiben kurz darin anbraten. Das Gemüse dazugeben und ein paar Minuten dünsten. Die Sauce dazugeben und gut untermischen. Das Gericht sofort servieren.

RINDFLEISCH-KARTOFFEL-EINTOPF

FÜR ZWEI PERSONEN

2 große	Kartoffeln
100 g	Zwiebel
60 g	Möhre
100 g	Suppenfleisch vom Rind
1 EL	Öl
4	Zuckerschoten
2 ½ EL	Sojasauce
1 ½ EL	Mirin
1 EL	Zucker

❶ Die Kartoffeln waschen, schälen, halbieren und jede Hälfte in sechs Stücke schneiden. Die Zwiebel schälen, halbieren und in dünne Streifen schneiden. Die Möhre schälen und in 2 cm große Würfel schneiden.

❷ Das Fleisch mit einem scharfen Messer in dünne Scheiben schneiden. Das Öl in einem Topf erhitzen und die Zwiebel darin bei mittlerer Hitze anschwitzen. Das Fleisch dazugeben und anbraten.

❸ Wenn das Fleisch Farbe angenommen hat, die Kartoffel- und Möhrenstücke hinzufügen. 300 ml Wasser dazugießen und alles zugedeckt ca. 10 Minuten köcheln lassen. Den dabei entstehenden Schaum abschöpfen.

❹ Inzwischen die Zuckerschoten waschen und ca. 2 Minuten in kochendem Wasser blanchieren. In ein Sieb abgießen, kalt abschrecken und abtropfen lassen. Schräg in schmale Streifen schneiden.

❺ Den Eintopf mit Sojasauce, Mirin und Zucker würzen und ca. 15 Minuten köcheln lassen, bis die Flüssigkeit fast eingekocht ist. Den fertigen Eintopf mit den Zuckerschoten bestreuen.

Tipp: Der Eintopf schmeckt auch gut mit Hähnchen- oder Schweinefleisch oder mit gebratenem Tofu.

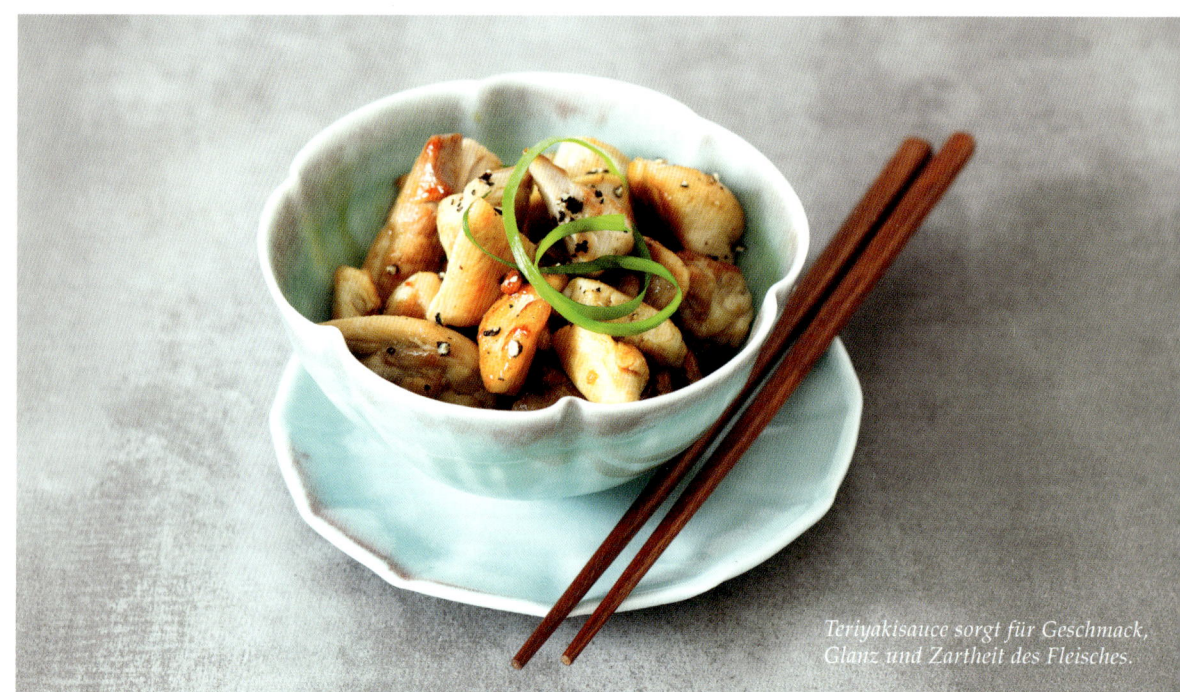
Teriyakisauce sorgt für Geschmack, Glanz und Zartheit des Fleisches.

HÄHNCHEN MIT TERIYAKISAUCE

FÜR ZWEI PERSONEN

1 EL	Sojasauce
1 EL	Honig (oder Zucker)
1 EL	Sake
1 EL	Mirin
300 g	Hähnchenschenkel (oder Hähnchenbrustfilet)
1 EL	neutrales Öl
	Salz und Pfeffer

❶ In einer Schüssel Sojasauce, Honig, Sake und Mirin mit 50 ml Wasser zu einer Sauce verrühren.

❷ Die Hähnchenschenkel kalt abbrausen und trocken tupfen. Das Fleisch vom Knochen lösen und in mundgerechte Stücke schneiden.

❸ Das Öl in einer Pfanne erhitzen und die Hähnchenstücke darin unter Rühren goldbraun durchgaren. Mit Salz und Pfeffer würzen und die Sauce dazugeben. Bei großer Hitze karamellisieren lassen. Sobald die Sauce eindickt, die Pfanne vom Herd nehmen und das Gericht servieren.

SUKIYAKI

FÜR ZWEI PERSONEN

200 g	Chinakohl
60 g	Lauch
100 g	Pilze (Austernpilze, Shiitake oder Enoki)
1 Päckchen	Naturtofu oder Seidentofu (300 g)
200 g	Rindfleisch (Entrecôte oder Suppenfleisch)
1 EL	neutrales Öl
	Für die Sukiyaki-Sauce
3 ½ EL	Sojasauce
3 ½ EL	Sake
2 – 3 EL	Mirin
2 – 3 EL	Zucker

1 Den Chinakohl putzen und waschen, die Blätter ablösen und in 4 – 5 cm lange Stücke schneiden. Den Lauch putzen, waschen und schräg in sehr feine Scheiben schneiden, die Pilze abreiben und in dünne Scheiben schneiden. Den Tofu abtropfen und in ca. 3 cm große Würfel schneiden.

2 In einer Schüssel die Zutaten für die Sauce mit 50 ml Wasser verrühren.

3 Das Fleisch mit einem scharfen Messer in sehr dünne Scheiben schneiden. Das Öl in einem flachen Topf oder einer tiefen schweren Pfanne erhitzen, das Fleisch darin anbraten und die Hälfte der Sauce dazugeben.

4 Chinakohl und Lauch dazugeben, Tofu und Pilze nach und nach einstreuen.

5 Die übrige Sauce dazugeben und alles zugedeckt bei mittlerer Hitze ca. 10 Minuten kochen lassen. Dazu schmecken Glasnudeln oder Udon-Nudeln.

Tipp: Wenn Sie kein sehr scharfes Messer haben, bitten Sie den Metzger, das Fleisch in dünne Scheiben zu schneiden.

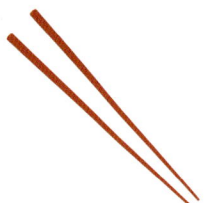

JAPANISCHES OMELETT

FÜR ZWEI PERSONEN

• *Salz* • *½ EL Zucker* • *½ EL Mirin* • *3 Eier*
• *½ EL Sojasauce* • *½ EL neutrales Öl*

1 1 Prise Salz mit Zucker und Mirin verrühren. Die Eier dazugeben und verquirlen. Mit der Sojasauce würzen.

2 Eine rechteckige Pfanne mit dem Öl einpinseln und erhitzen. Ein Drittel der Eimasse darin verteilen. Sobald das Ei gestockt ist, vorsichtig zu einer Seite der Pfanne rollen.

3 Die frei gewordene Fläche wieder mit Öl einpinseln und das nächste Drittel der Eimasse hineingeben. Wenn diese Portion gestockt ist, zur gegenüberliegenden Seite der Pfanne rollen. Diesen Vorgang noch einmal wiederholen. Das fertige Omelett in ca. 1 x 1 cm große Stücke schneiden und servieren.

REIS MIT HUHN UND EI

FÜR ZWEI PERSONEN

• *100 g Hähnchenbrustfilet* • *¼ Zwiebel* • *2 frische Shiitakepilze*
• *etwas Frühlingszwiebelgrün* • *400 g gegarter Reis* • *1 EL Dashipulver*
• *2 EL Sojasauce* • *2 EL Mirin* • *1 TL Zucker* • *2 Eier*

1 Hähnchen kalt abspülen, trocken tupfen und klein schneiden. Zwiebel schälen, Pilze abreiben und beides in dünne Streifen schneiden. Frühlingszwiebelgrün in dünne Ringe schneiden.

2 Dashipulver mit 60 ml Wasser zum Kochen bringen. Alle Zutaten bis auf die Eier dazugeben, ca. 5 Minuten kochen.

3 Eier verquirlen und darübergeben. Den Herd ausschalten und die Eier zugedeckt in ca. 3 Minuten stocken lassen. Reis in eine Schüssel füllen und die Eier-Huhn-Mischung darauf anrichten. Mit Frühlingszwiebelgrün bestreuen.

GEMÜSEPFANNKUCHEN

FÜR ZWEI PERSONEN

Für den Teig
• 50 g Weizenmehl Type 405 • 10 g Kartoffelmehl • 3 g Backpulver
• je ½ TL Sojasauce, Dashipulver und Zucker • Salz

Für die Sauce
• 1 EL Sojasauce • 1 EL Zucker • 1 EL Apfelsaft
• 1 EL Worcestersauce • 2 EL Ketchup

Außerdem
• 150 g Weißkohl • 2 Frühlingszwiebeln • 2 Eier
• 2 TL neutrales Öl

❶ Für den Teig alle Zutaten mit 80 – 100 ml Wasser in eine große Schüssel geben und gut vermischen.

❷ Für die Sauce alle Zutaten mit 1 EL Wasser in einen kleinen Topf geben. Unter Rühren einmal aufkochen lassen.

❸ Den Weißkohl putzen, waschen, gut abtropfen lassen und in feine Streifen schneiden. Die Frühlingszwiebeln putzen, waschen und in dünne Ringe schneiden.

❹ Den Teig halbieren und jeweils 1 Ei und die Hälfte der Kohlstreifen und Frühlingszwiebelringe dazugeben. Nur grob vermischen. Eine große eckige japanische Pfanne auf mittlere Hitze erwärmen und das Öl hineingeben.

(Oder zwei kleine runde Pfannen erwärmen und das Öl darin verteilen.) Die beiden Teigportionen in die große Pfanne oder die beiden kleinen Pfannen geben und ca. 5 Minuten braun anbraten. Wenden und von der zweiten Seite ca. 5 Minuten braun braten.

❺ Die Pfannkuchen herausnehmen und auf Teller legen. Die Oberfläche großzügig mit der Sauce bestreichen.

Tipp: Der Pfannkuchen schmeckt auch mit Bonitoflocken bestreut oder etwas Mayonnaise bestrichen. Der Name „Okonomi" bedeutet übrigens „Zutaten nach Belieben" – Sie können den Teig also auch mit Maiskörnern, anderem Gemüse der Saison oder Meeresfrüchten zubereiten.

GRÜNTEE-EIS

FÜR ZWEI PERSONEN

100 ml	Milch
45 g	Zucker
½ TL	Ahornsirup
1 TL (7g)	Speisestärke
3 g	grünes Macha-Teepulver (aus dem Asienladen)
100 g	Sahne

1 Milch, Zucker, Ahornsirup, Stärke und Teepulver in einen Topf geben und bei kleiner Hitze mit einem Schneebesen gut verrühren. Sobald die Mischung fester wird, vom Herd ziehen und abkühlen lassen.

2 Die Sahne in einer anderen Schüssel mit dem Handrührgerät steif schlagen. Vorsichtig unter die Milchcreme rühren. Die Mischung in einen Frischhaltebehälter mit Deckel füllen und ca. 4 Stunden im Gefrierfach einfrieren. Zum Servieren Kugeln abstechen und auf Schälchen oder Teller setzen.

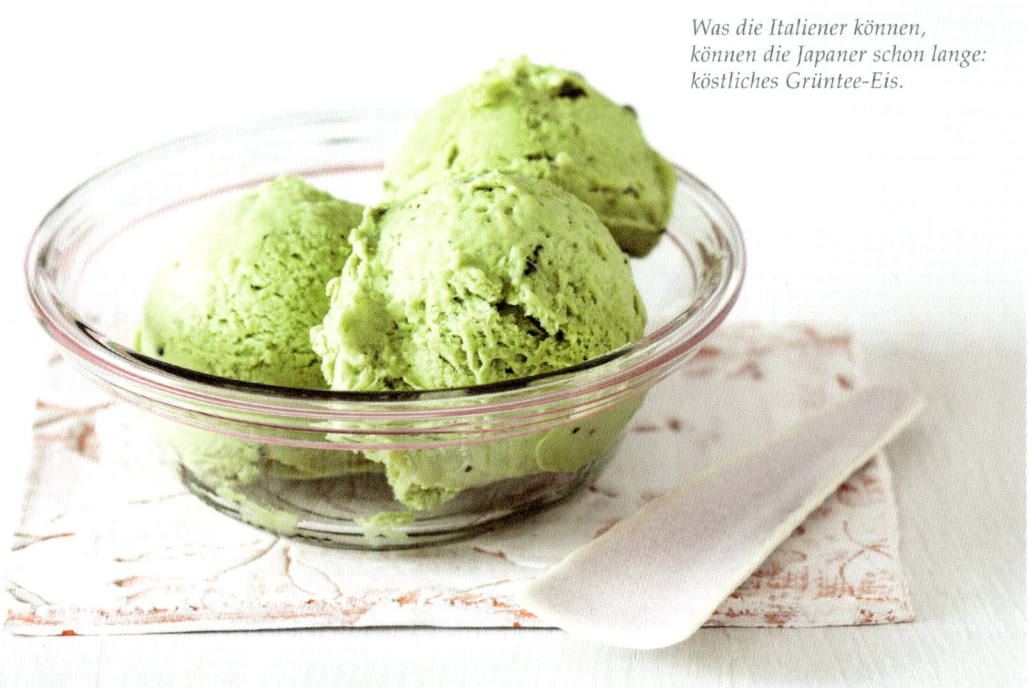

Was die Italiener können, können die Japaner schon lange: köstliches Grüntee-Eis.

SOJAMILCH-EIS

FÜR ZWEI PERSONEN

100 g	Sahne
1 TL	flüssiger Honig
100 ml	Sojamilch
1 EL	Zucker

1 Die Sahne in eine Schüssel geben und mit dem Handrührgerät steif schlagen. Den Honig vorsichtig unterrühren. Die Sojamilch und den Zucker dazugeben und mit einem Teigschaber vorsichtig unter die Sahne rühren.

2 Die Mischung in einen Frischhaltebehälter mit Deckel geben und 5–6 Stunden im Gefrierfach einfrieren. Zwischendurch öfter umrühren, dann wird das Eis cremiger.

KOKOS-MOUSSE MIT ERDBEEREN

FÜR ZWEI PERSONEN

60 g	Kokosnusspulver
30 g	Zucker
½ TL	Agar-Agar
1 EL	Erdbeerkonfitüre
2	Erdbeeren
	Minzeblätter zum Garnieren

1 Das Kokosnusspulver und den Zucker in einem Topf in 200 ml Wasser bei kleiner Hitze auflösen. Das Agar-Agar dazugeben und mit dem Schneebesen gut 2 Minuten unterrühren. Den Topf vom Herd nehmen und die Mischung ca. 5 Minuten abkühlen lassen. Auf zwei Gläser verteilen.

2 Die Erdbeerkonfitüre in einem kleinen Topf mit 25 ml Wasser kochen, bis sie leicht eindickt. Die Erdbeersauce auf die Mousse geben und die Gläser ca. 3 Stunden zugedeckt in den Kühlschrank stellen. Kurz vor dem Servieren die Erdbeeren waschen, halbieren und auf die Mousse setzen. Das Dessert mit Minzeblättchen garnieren.

Bücher, die weiterhelfen

Han, Byung-Chul, Philosophie des Zen-Buddhismus, Reclam Verlag

Hanson, Rick, Denken wie ein Buddha, Irisiana Verlag

Herrigel, Eugen, Zen in der Kunst des Bogenschießens, O. W. Barth

Meindl, Dokuho J., Zen. Das Glück im Jetzt, Gräfe und Unzer Verlag

Nhat Hanh, Thich, Versöhnung mit dem inneren Kind, O. W. Barth

Nhat Hanh, Thich, Dr. Lilian Cheung, Achtsam essen – achtsam leben, O. W. Barth

Schmidt-Glintzer, Helwig, Lektionen der Stille: Klassische Zen-Texte, DTV

Seethaler, Susanne, Buddha für die Handtasche, Buch plus 64 Karten, Irisiana Verlag

Sekida, Katsuki, Zen-Training: Praxis, Methoden, Hintergründe, Verlag Herder

Suzuki, Shunryu, Zen-Geist, Anfänger-Geist, Verlag Herder

Kontaktdaten:

Zentrum für
Zen & QiGong, Kunst & Kultur

Praxis für
Traditionelle Chinesische Medizin

Kurse in
QiGong, Zen-Meditation, TCM

Kalligrafie, Kunst & Kurse

ZenHaus
Misayo Kawashima Meindl
Dokuho J. Meindl
Ueberreiterstraße 25
D-85609 Dornach bei München
Tel.: +49 (0)89 – 99 20 07 54
Fax: +49 (0)89 – 99 20 07 53
www.zen-haus.com
www.kawashima-de.com
mail@kawashima-de.com
info@dokuho.de

Projektleitung: Nikola Hirmer
Redaktion: Katharina Lisson, München
Redaktionelle Mitarbeit:
Barbara Herbach, Lydia Pechauf
Satz: Birgit Bödeker, Dortmund
Layout: Claudia Hautkappe, München
Korrektorat: Claudia Kohnle, München
Bildredaktion: Annette Mayer
Umschlaggestaltung und Konzeption:
Geviert – Büro für Kommunikations-
design München

Bildnachweis
Foodfotografie und Requisitenstyling:
Anke Politt, Hamburg
Foodstyling: Maren Jahnke, Hamburg
Fotoassistenz: Sascha Toske
mit Ausnahme von: Bento&co, Kyoto: 103 o.
(T. Bertrand); Corbis: 10 (Cultura/Christine
Schneider), 36 (Fancy/Hiya Images), 89 (Ivy/
Sam Diephuis); Fotolia: 6 (Watchada),
20 (sumikophoto); Getty Images: 45 (Minden
Pictures/Tim Fitzharris), 50 (Tetra images/
Jamie Grill), 53 (Flickr Open/Manfredi Cara-
causi), 67 (XiXinXing), 95 (Sappington Todd);
Glow Images: 31 (Cultura/Philip Lee Harvey),
32 (Cultura/Sofie Delauw), 55 (Fancy/Veer/
Corbis), 86 (Cultura/Debby Lewis-Harrison);
Irisiana Verlag: 101 (Manfred Jahreiß); Kawashima Meindl, Misayo: 84, 87, 91; Plainpicture:
42 (Bildhuset/Anna Molander); Royalty Free:
17 (Getty Images/Image Source); Shutterstock:
U1 (Alhovik und Chonkhet Phanwichien),
25 (Abramova Elena), 26 (George Dolgikh),
34 (Lesya Dolyuk), 37 (John Smith Design),
39 (Wesley Walker), 69 (ZaZa Studio),
103 u. (natrot)
Illustrationen: Claudia Lieb, München

Druck & Bindung: Alcione, Trento
Printed in Italy

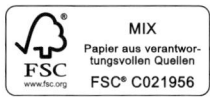

MIX
Papier aus verantwor-
tungsvollen Quellen
FSC
www.fsc.org   FSC® C021956

Verlagsgruppe
Random House
FSC®N001967

Das für dieses Buch verwendete FSC®-zertifi-
zierte Papier Profimatt liefert Sappi, Ehingen.

ISBN 978-3-424-15270-8

1. Auflage 2015